茶包偏方

养生治病一本全

马纲 代民涛◎主编

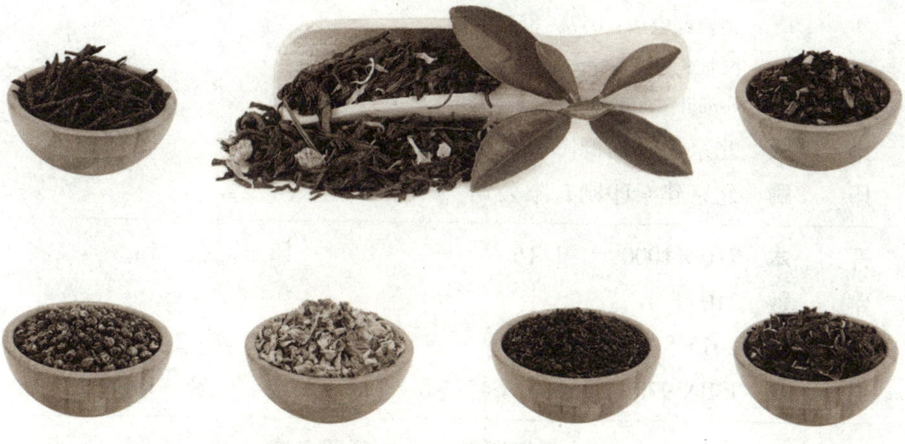

浙江科学技术出版社

图书在版编目（CIP）数据

茶包偏方养生治病一本全／马纲，代民涛主编．—杭州：浙江科学技术出版社，2015.4

ISBN 978-7-5341-6457-6

Ⅰ.①茶…　Ⅱ.①马…②代…　Ⅲ.①茶叶—食物养生②茶叶—食物疗法　Ⅳ.①R247.1

中国版本图书馆 CIP 数据核字（2015）第 019746 号

书　　名　茶包偏方养生治病一本全
主　　编　马纲　代民涛

出版发行　**浙江科学技术出版社**
杭州市体育场路 347 号　邮政编码：310006
办公室电话：0571-85176593
销售部电话：0571-85176040
网址：www.zkpress.com
E-mail：zkpress@zkpress.com
排　　版　北京天马同德图书有限公司
印　　刷　北京建泰印刷有限公司

开　　本　710×1000　1/16　　**印　　张**　14
字　　数　210 千字
版　　次　2015 年 4 月第 1 版　　2021 年 12 月第 2 次印刷
书　　号　ISBN 978-7-5341-6457-6　　**定　　价**　19.80 元

责任编辑　王　群　梁　峥　　**责任校对**　刘　丹　王巧玲　李骁睿
封面设计　胡　椒　　**责任印务**　徐忠雷

FOREWORD 前言

随着经济的快速发展，现代人对健康越来越关注，社会上出现了各种养生保健的药品和器材。然而，这些东西并不能马上见效，而且还会花去大部分的业余时间，对于追求“快”的现代人来说无疑是个麻烦。如果我们想要在生活中找到一个更快捷的养生保健、治病防病的方法，那么，茶包就是不错的选择。

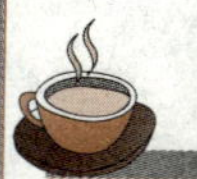

说起喝茶，很多人可能仍然停留在闲暇时用来打发时间的饮品上。殊不知，喝茶对人体健康有着极大的帮助，不仅能够养生保健，而且可以用来治病防病，减肥养颜，提神醒脑，是日常生活中必不可少的饮品。我国古代就有喝茶养生治病的记载，《神农百草经》记载：“神农尝百草，日遇七十二毒，得茶而解之。”这里的“茶”就是今天的茶。明代医学家李时珍在《本草纲目》中说道：“茶苦而寒，阴中之阴，沉也降也，最能降火。火为百病，火降则上清矣。”由于火为百病之源，而茶因苦寒“最能降火”，所以才有了茶治百病的说法。现代医学认为，茶饮可以调理五脏机能，改善体质，滋补养生，延年益寿，对人体健康非常有益。

《茶包偏方养生治病一本全》介绍了100余种茶包偏方，共分为八章，第一章讲述常见食材茶包，用生活中的物品制作茶包，简单又方便；第二章主要介绍了中药茶包偏方，对养生治病很有帮助；第三章、第四章、第五章，分别是为上班族、爱美女性、家庭成员特别打造的茶包，对上班困乏、电脑辐射、肥胖水肿、长斑长痘及全家人保健有显著疗效；第六章、第七章分别讲述了日常保健实用茶包和四季养生茶包，能有效调养脾胃，养心安神，清燥驱寒，养阴生津；第八章详细介绍了治疗各种病症的茶包偏方，是治病的好帮手。书中茶包偏方制作简单，容易学习，便于加工，可以说是非常实用的养生治病书。

茶包小偏方，治病养生，美容养颜，是现代人一种新的健康生活方式，只需要简简单单地冲泡，轻轻松松地调饮，一杯杯滋养身心的茶饮就成功制成。明白了怎么制作茶包，也就明白了如何养生。让我们快快乐乐地喝茶，健健康康地生活。

编 者

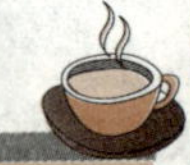

CONTENTS 目录

第一章 奇效养生，常见食材茶包

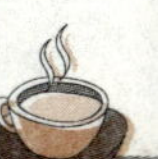

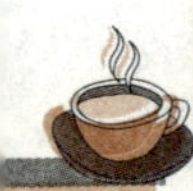

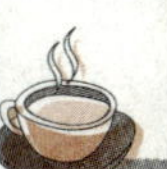

第二章 中药茶疗，中草药茶包

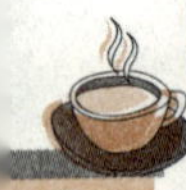

第三章 提神醒脑，上班族必备茶包

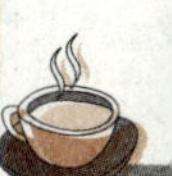

第四章 美颜减肥，为女人量身打造茶包

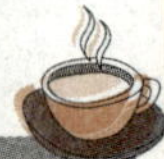

第五章 呵护健康，家庭保健茶包

第六章 日常保健，调养怡神茶包

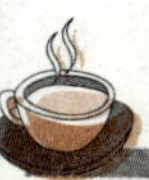

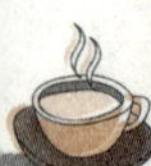

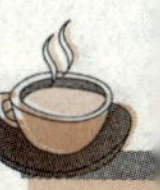

第七章　调养脾胃，四季养生茶包

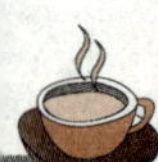

第八章　防病治病，日常实用茶包

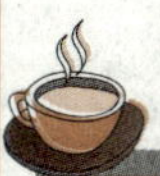

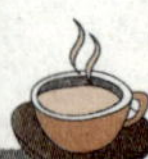

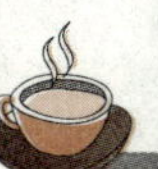

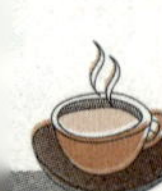

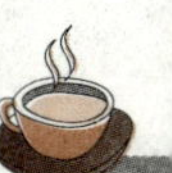

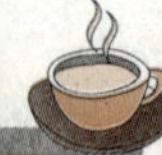

第一章

奇效养生，常见食材茶包

日常生活中常见的食材很多，如红枣、山楂、花生、洋葱……食材能够根据不同的特性分成不同的类别。每一种食材都有着不同的药理功效，因此，用常见食材来制作茶包不仅易学易用，而且能够养生治病，是非常不错的选择。用好食材茶包能够给我们的生活带来更多的欢乐和幸福。

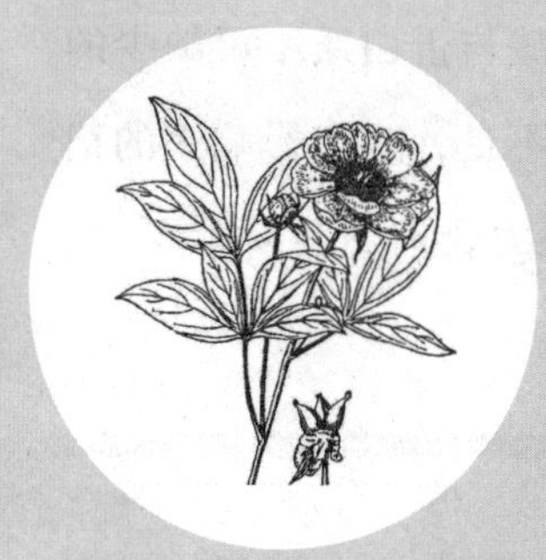
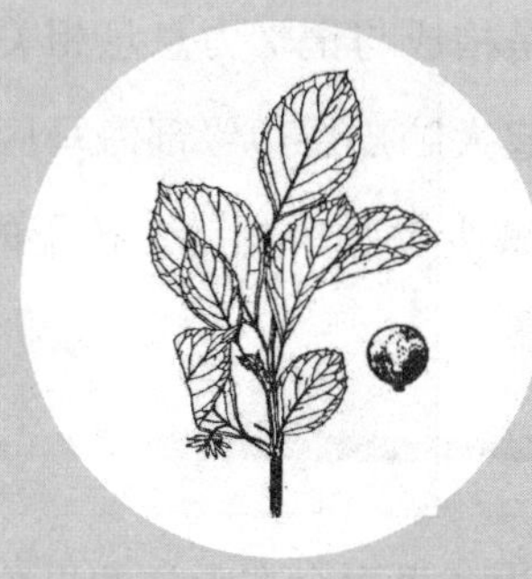
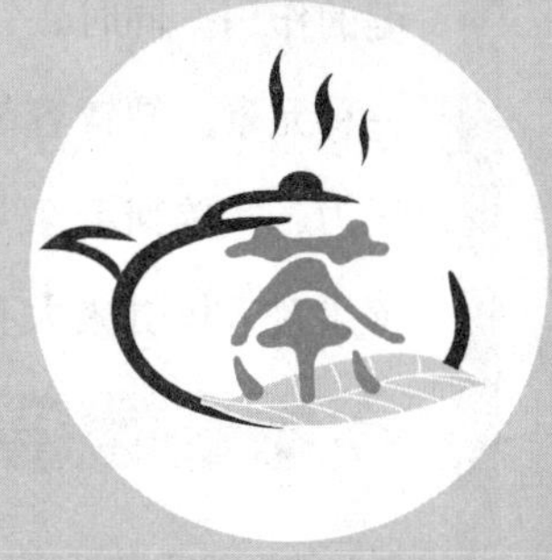

苹果

PING GUO

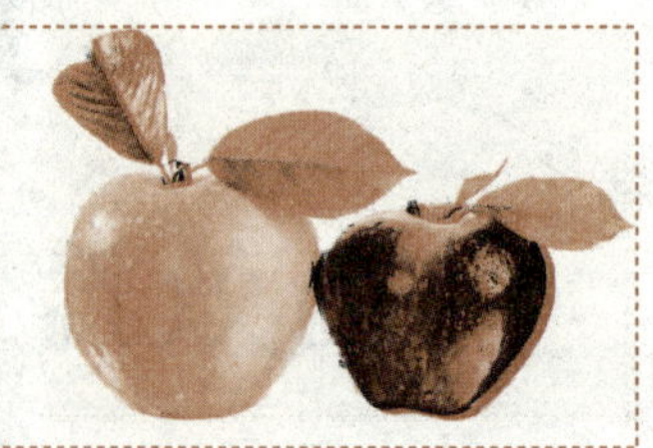

苹果是我国最主要的果品，其味道酸甜可口，营养价值丰富。正是因为苹果有着极高的营养价值，因此，苹果是婴幼儿、老人和病人滋补的必备食品。苹果能够调节肠胃功能，降低胆固醇，降血压，防癌，减肥等，同时还对增强儿童的记忆力有很大的帮助。苹果中包含了多种维生素、脂质、矿物质和糖类等人体所需要的营养物质，这些物质有助于儿童的生长发育，促进大脑的全面发展。因此，日常生活中我们应该多吃些苹果。当然，用苹果制作的茶饮也对我们的健康有着很大的帮助。

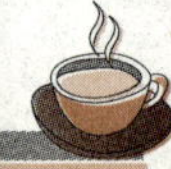

营养价值

苹果在民间被称作是“智慧果”，可见，人们早就知道苹果有着丰富的营养价值。多吃苹果不仅能够增强记忆力，同时还能够提高人的智力。据研究，苹果中所含的锌是人体内许多重要酶的组成部分，对人体的生长发育起到关键的作用。同时，锌还是构成与记忆力息息相关的核酸与蛋白质不可缺少的一种元素。缺锌容易引起大脑皮层边缘部海马区发育不良，这会影响人的记忆力，实验研究表明，减少食物中的锌，孩子的记忆力会严重下降。可见，苹果对人体健康大有裨益。

功效作用

1. 通便和止泻：因为苹果中含有大量的果胶，可以很好地抑制肠道的不正常蠕动，让消化活动减慢，对治疗腹泻有一定效果。苹果中含有的纤维素可以让大肠内的粪便变软；苹果所含有的有机酸能够刺激胃肠蠕动，从而让大便更加通畅。

2. 降低胆固醇含量： 实验发现，经常吃苹果的人胆固醇含量比不吃苹果的人低10%。据了解，吃苹果能够让血液中胆固醇含量减少，增加胆汁分泌和胆汁酸功能，因此，能够有效避免胆固醇的沉淀，防止胆结石形成。

3. 降低血压： 日常生活中人体摄入钠盐过多时，可以吃些苹果，这样有助于平衡体内电解质。苹果中含有的磷和铁等元素容易被肠壁吸收，可以达到补脑养血、宁神安眠的功效。除此之外，苹果的香气也有很大的作用，是治疗抑郁和压抑感的好方法。经过试验发现，在诸多气味中，苹果的香气对人的心理影响是最大的，它有着很强的消除心理压抑感的作用。在临床使用中发现，精神压抑的患者嗅苹果香气后可以马上转变心情，精神愉快，压抑感全消。苹果中含钾量较高，可以同人体过剩的钠盐结合，使之排出体外。

养生小茶包

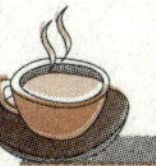

香蜂苹果茶

原料 新鲜苹果半个，香蜂草6片，红茶包1个。

制用法 ❶将香蜂草放入制冰盒中，制成香蜂草冰块。

❷苹果切丁，同红茶包用细纱布包好，放入茶壶中，用热水冲泡。

❸待苹果红茶稍凉，加入香蜂草冰块即可饮用。

功效 此茶具有舒缓神经、安神养颜、美白肌肤的功效。

玫瑰柴胡苹果茶

原料 柴胡、干玫瑰各10克，新鲜苹果1个。

制用法 ❶将柴胡和干玫瑰清洗干净，放置一旁。

❷将柴胡碾碎，苹果切成小丁，同干玫瑰分成5份。取1份放入成品茶包中。

❸用沸水冲泡，5分钟后即可饮用。

功效 和胃健脾，安神解烦。

苹果肉桂茶

原料 苹果半个，苹果汁100毫升，红茶包1个，肉桂粉少许。

制用法 ❶苹果洗净，去皮，切

丁，放置一旁。

❷将苹果汁倒入杯中，煮沸。

❸将苹果丁、红茶包、肉桂粉装入茶包中，放入杯中闷泡 5 分钟。每日 1 剂，代茶温饮。

功效 健脾养胃，适宜阳虚体质者。

苹果冰糖茶

原料 新鲜苹果半个，冰糖适量。

制用法 ❶将洗净的苹果带皮切成小块，用细纱布包好放入杯中。

❷用沸水冲泡，根据个人喜好放入适量冰糖，盖好盖子，15 分钟后即可饮用。

功效 益气养胃，生津养颜。

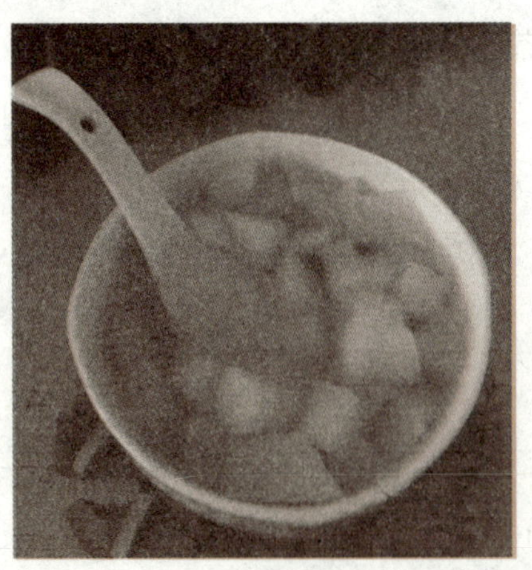

枸汁苹果滋补茶

原料 鲜枸杞叶 100 克，苹果 200 克，胡萝卜 150 克，蜂蜜 15 克。

制用法 ❶将鲜枸杞叶、苹果、胡萝卜洗净。

❷苹果去皮、核，将鲜枸杞叶切碎，苹果、胡萝卜切丁，放入茶包中。

❸用开水冲泡 5 分钟，调入蜂蜜搅匀即可。每日 1 剂，可长期饮服。

功效 强身，美颜，抗疲劳。适用于工作过于劳累或运动过量，困倦疲劳者。

核桃苹果茶

原料 核桃仁 60 克，苹果 2 个，红糖适量。

制用法 ❶将苹果洗净，去皮切丁，与核桃仁、红糖一起放入茶包中。

❷用沸水冲泡，10 分钟后即可饮用。每日 2 次代茶饮用。

功效 滋补养神，健脑益智。适用于心脾气虚所致心慌健忘、夜寐多梦者。

香蕉

XIANG JIAO

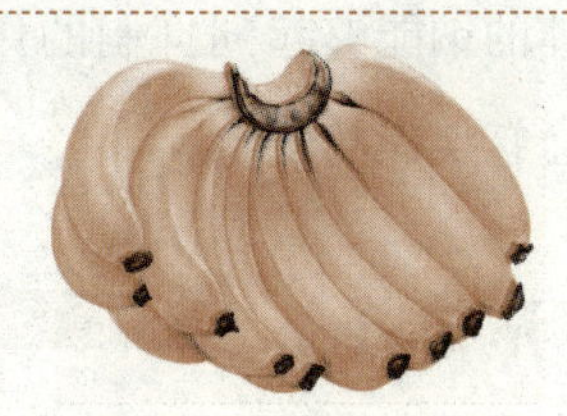

香蕉原产于亚洲的东南部，在我国台湾、海南、广东、广西等地区都有种植。香蕉富含多种营养元素，终年可收获，是日常生活中不可缺少的一种水果。香蕉味甘性寒，有着非常高的药用价值。其主要的功用是清肠胃，治便秘，同时还能够清热润肺、止烦渴，对于醒酒解酒也有很好的帮助。因为香蕉是寒性食物，因此脾胃虚寒、胃痛、腹泻的患者要少吃为宜。

营养价值

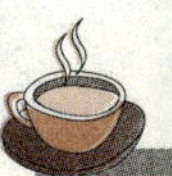

香蕉是一种高热量的水果，据了解，每 100 克香蕉果肉的热量可以达到 91 大卡。在热带地区，香蕉被当作是主要的粮食作物。香蕉果肉营养价值极高，除此之外，还包含了大量的微量元素和维生素。香蕉中的维生素 A 可以促进生长，能有效地抵抗疾病，维持正常的生殖力和视力；硫胺素可以抗脚气病，在助消化方面也有很大的帮助，从而有效保护神经系统，促进人体的正常生长和发育。

功效作用

1. 保护胃黏膜：香蕉可以有效缓和胃酸的刺激，从而起到保护胃黏膜的作用。

2. 补充能量：从营养方面来说，香蕉所含的糖分能够快速转化为葡萄糖，迅速被人体吸收，不失为一种快速补充能量的方法。我们经常看到运动员在比赛前会吃香蕉，这是因为香蕉能够提供能量，防止运动员出现体能透支的情况发生。

3. 润肠道：香蕉中富含大量可溶性纤维，也就是我们常说的果胶，这种物质可帮助消化，润肠道。

4. **降血压：**研究证明，每天吃香蕉，能够降低10%血压。香蕉中的钾对人体的钠能够起到抑制的作用，因此，多吃香蕉可降低血压，预防高血压和心血管疾病的发生。

养生小茶包

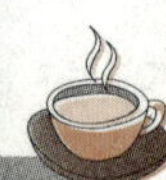

香蕉绿茶

原 料 香蕉1根，优质绿茶5克，蜂蜜适量。

制用法 ❶将香蕉剥皮揉碎，同绿茶用细纱布包好，做成茶包。

❷用热水冲泡，3分钟后即可饮用，加入蜂蜜调味，搅匀，每日饮用2~3剂，晾凉、温饮均可。

功 效 可起到利尿、消肿、通便等作用。

香蕉绞股蓝茶

原 料 香蕉2根，绞股蓝30克。

制用法 ❶将绞股蓝洗净晒干，切碎，装入茶包中。

❷取茶包放入杯中，用沸水冲泡2次，每次加盖闷20分钟。

❸将香蕉捣烂如泥，倒入杯中，充分搅拌即可饮用，每日2次。

功 效 提神健脑。适用于中老年脑力劳动者疲乏、头昏、记忆力减退、多梦失眠。

香蕉皮玉米须茶

原 料 玉米须、香蕉皮各40克，冰糖10克。

制用法 ❶将香蕉皮洗净，把香蕉皮和玉米须用细纱布包好，制成茶包。

❷取做好的茶包放入杯中，用沸水冲泡，加入适量冰糖调味，搅匀即可饮用。

功 效 利尿润肠，平肝泄热。

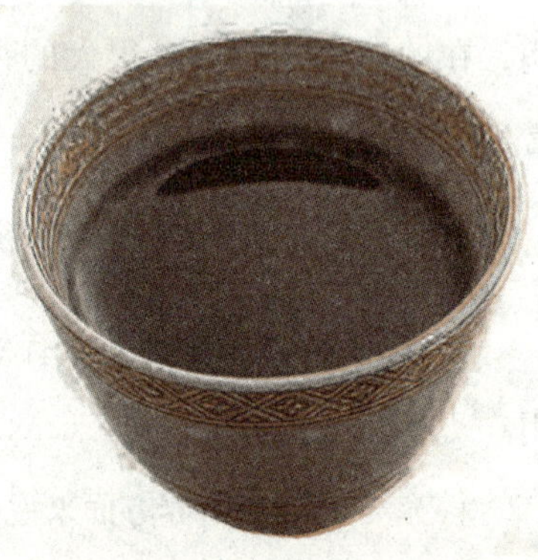

柠檬香蕉减肥茶

原 料 新鲜香蕉1片，鲜柠檬2片，菊花9朵。

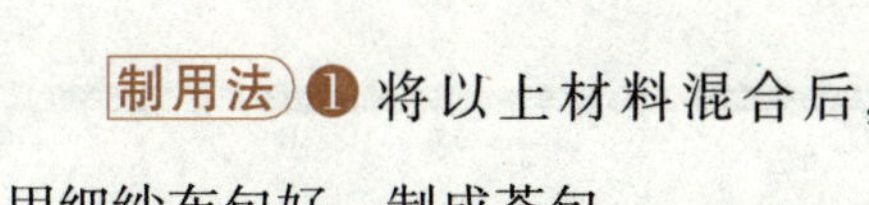

制用法 ❶将以上材料混合后，用细纱布包好，制成茶包。

❷将做好的茶包放入杯中，用开水冲泡，盖上盖子浸泡5分钟即可饮用。

功效 抑制食欲，减肥瘦身，清热通便。

香蕉枸杞茶

原料 香蕉50克，枸杞10克，蜂蜜15克。

制用法 ❶将香蕉去皮后研碎，放入成品茶包中。

❷用开水冲泡，再兑入蜂蜜拌匀调味即可。

功效 防病强身，降压健脑。

香蕉皮茶

原料 香蕉皮50克。

制用法 ❶将香蕉皮洗净，用细纱布包好，放入茶杯中。

❷用沸水冲泡，5分钟后即可饮用。

功效 清热解毒，降脂降压。

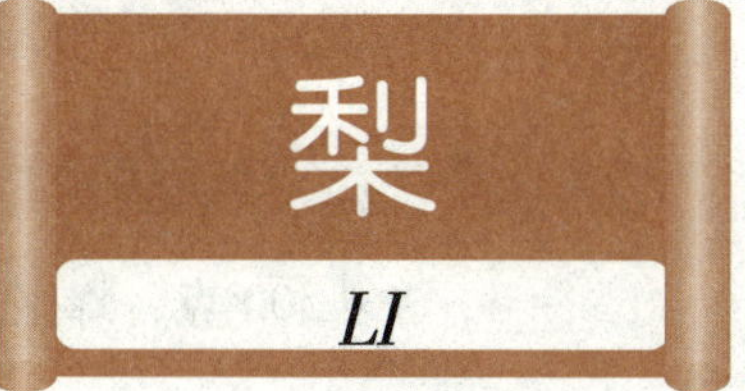

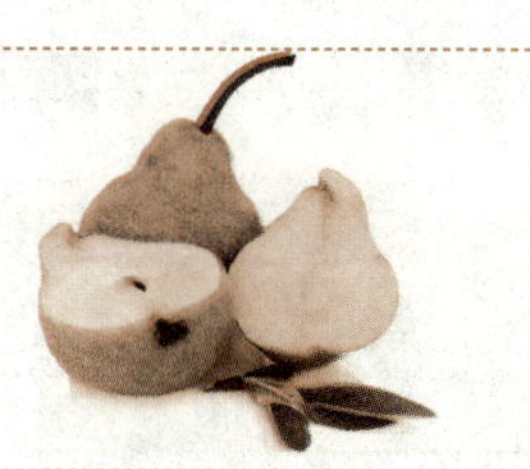

梨多分布在华北、东北、西北及长江流域等地区，8~9月间果实成熟，有多种食用方法。梨也被称为是“百果之宗”。由于其鲜嫩多汁，酸甜适口，因此，人们又将其称作“天然矿泉水”。我国特优品种的梨有鸭梨、雪花梨、苹果梨、南果梨、库尔勒香梨等。尤其是库尔勒香梨，香气浓郁、皮薄肉细、酥脆爽口、汁多渣少、色泽鲜艳，不仅有着极高的营养价值，而且可以当作药材，在国际市场上称之为“中华蜜梨”、“梨中珍品”、“果中王子”。

营养价值

梨含有大量的营养元素，其中维生素 A、胡萝卜素、蛋白质、糖类、钙、磷等，对降压、清热、镇静有良好的功效，对于治疗心脏病、头晕目眩耳鸣等都有着很好的效果。老年人应当多吃梨，因为梨对人体器官有净化作用，其存储钙营养，软化血管，促进血液将钙质输送到骨骼，能够起到补钙的作用。

功效作用

1. 清肺止咳：梨可以祛痰止咳，对咽喉有着很好的保护作用。

2. 降血压：经常吃梨能够起到保护心脏，减轻疲劳的作用，有助于增强心肌活力，降低血压。

3. 防癌抗癌：梨能够防止动脉粥样硬化，抑制致癌物质亚硝胺的形成，因此可以起到防癌抗癌的作用。

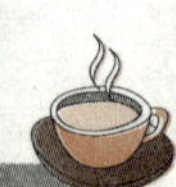

4. 开胃护肝：多吃梨还能增进食欲，同时对肝脏起到保护的作用。

养生小茶包

梨皮杏仁茶

原料 梨皮 30 克，杏仁、冰糖各 10 克。

制用法 ❶将梨皮、杏仁混合放入成品茶包中。

❷取茶包放入杯中，加水闷 5 分钟，调入冰糖令溶，代茶饮用，每日 1 剂。

功效 清肺降火，化痰止咳。适用于痰热型咳嗽。

雪梨止咳茶

原料 雪梨 500 克，蜂蜜适量。

制用法 ❶将雪梨洗净，去皮、去核切丁，放入成品茶包中。

❷用沸水冲泡茶包，10 分钟后加入蜂蜜调味，搅拌均匀即可饮用。

功效 养阴润燥，适用于阴虚火旺、咽痛干痒等症。

莲藕鲜梨茶

原料 莲藕、柿饼、西洋参各15克，水梨半个。

制用法 ❶将梨洗净、切片；莲藕、柿饼、西洋参用水洗净，同梨薄片一起放入茶包中。

❷用450毫升的热开水冲泡10～20分钟后，即可饮用。此方为1天的量。

功效 清凉止渴、止血，可用于改善流鼻血、便血、血崩等症状，还有整肠利尿、止咳等功能。

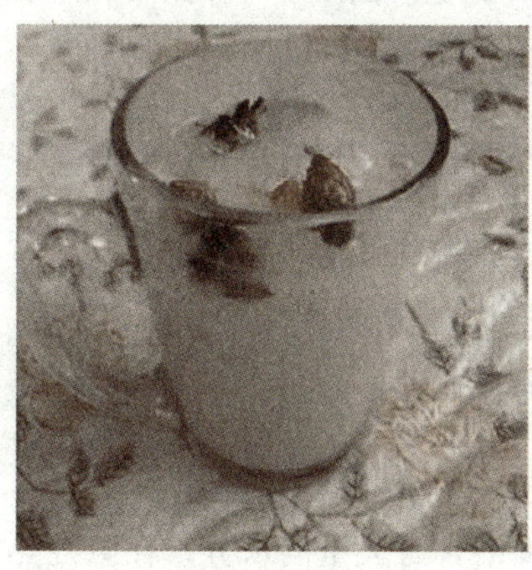

山梨冰糖饮

原料 山梨1～2个，冰糖适量。

制用法 ❶将山梨切片，同适量冰糖放入茶包中。

❷取做好的茶包，用沸水冲泡，5分钟后即可饮用。

功效 清热化痰，燥湿健脾。适用于肺热咳嗽，痰多。糖尿病患者慎用。

五汁茶

原料 鲜芦根、雪梨、荸荠、鲜藕各500克，鲜麦冬50克。

制用法 ❶以上配方切丁混合，用细纱布包好，做成茶包。

❷用沸水冲泡，温饮，每日数次。

功效 养阴补血，润肺清热。为温病后期养阴增液的有效良饮。

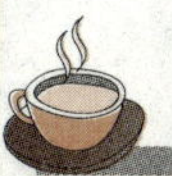

雪梨茶

原料 雪梨（切成薄片）1个，绿茶5克。

制用法 ❶将雪梨薄片与绿茶放入茶包中。

❷用沸水冲泡，即可饮用，梨片可以食用。

功效 润燥生津，适用于秋天干燥气候引起的口干咽燥，鼻干津少。

西瓜

XI GUA

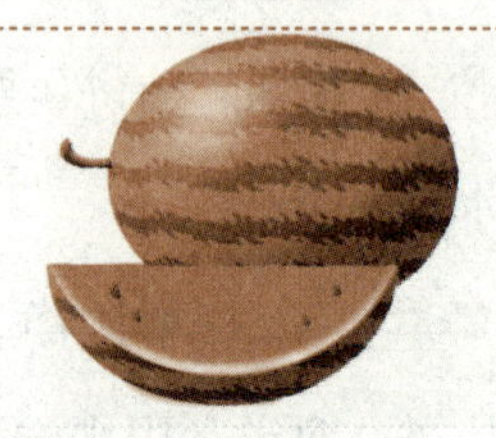

西瓜在汉代从西域引入，因此称之为“西瓜”。西瓜的味道甘甜，多汁，清爽解渴，是盛夏必不可少的水果，其既能够祛暑热解渴，又有利尿的功效，所以，也被称作是“天然的白虎汤”。西瓜不含脂肪和胆固醇，含有大量的葡萄糖、苹果酸、果酸、氨基酸、番茄素及丰富的维生素 C 等物质，是一种纯净、安全的水果。

西瓜果实多在夏季成熟，其除了含有大量的水分外，在瓜藤上的西瓜瓤肉含糖量为 5% ~12%，包括葡萄糖、果糖和蔗糖。西瓜子可作茶食，瓜皮可以美容，在中医学上以瓜汁和瓜皮入药，有清暑的功能。

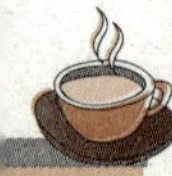

营养价值

1. 西瓜中所含的糖和盐可以起到利尿，消除肾脏炎症的作用，其所含的蛋白酶可以把不溶性蛋白质转化为可溶的蛋白质，从而补给肾炎病人营养。

2. 西瓜中含有大量的水分，因此吃过西瓜后尿量会明显增加，这能够减少胆色素的含量，从而达到大便通畅的效果，对治疗黄疸有非常好的疗效。

3. 西瓜能够清热解暑，除烦止渴。西瓜中含有大量的水分，在急性热病发烧、口渴汗多、烦躁时，吃西瓜能够使病症得到缓解，改善。

4. 西瓜还含有能使血压降低的物质。

5. 新鲜的西瓜汁和鲜嫩的瓜皮都是良好的美容材料，其可以增加皮肤弹性，祛除皱纹，皮肤光滑，使人变得更年轻。

功效作用

1. **降热解暑，降血压：** 西瓜具有清热解暑、泻火除烦、降血压等作用，

对贫血、咽喉干燥、唇裂，以及膀胱炎、肝腹水、肾炎患者都有很好的帮助。

2. **防晒：**夏季十分炎热，日光直射紫外线较强，而西瓜中含有大量的水分，因此，在夏季吃西瓜可以起到防晒的作用，为人体迅速补充水分。

3. **大便通畅：**由于西瓜有大量水分，因此，吃西瓜后尿量会明显增加，这可以减少胆色素的含量，对治疗黄疸有一定作用。

养生小茶包

瓜皮牛膝茶

原料 西瓜皮、冬瓜皮各30克，牛膝15克。

制用法 ❶将西瓜皮、冬瓜皮、牛膝洗净，切丁，用细纱布包好。

❷用开水冲泡，15分钟后即可饮用。每日2～3次。

功效 清热降压。适用于高血压病。凡中气下陷，脾虚泄泻，下元不固，梦遗失精，月经过多及孕妇均忌服。

玉米二皮赤豆茶

原料 玉米须20克，西瓜皮、冬瓜皮各15克，赤小豆10克。

制用法 ❶将赤小豆放入砂锅炒焦，将西瓜皮、冬瓜皮洗净切丁。

❷将所有材料混合，用细纱布包好，做成茶包。

❸取茶包放入杯中，用沸水冲泡，代茶饮用。

功效 利尿消肿。适用于慢性肾炎。因营养不良而致虚肿者慎用，肠胃较弱者不宜饮用。

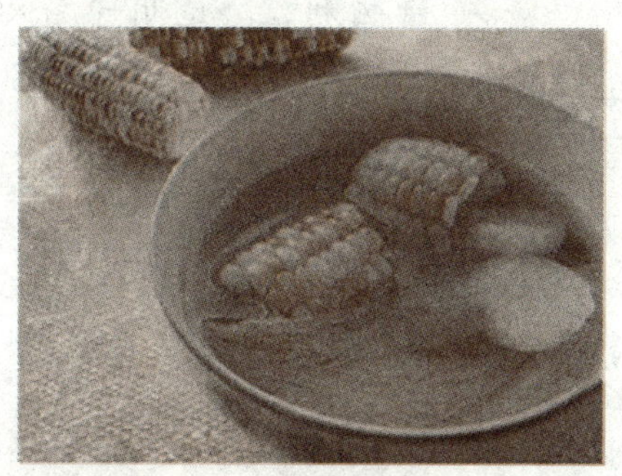

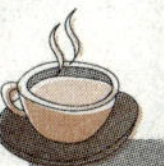

瓜皮茅根茶

原料 西瓜皮60克，白茅根30克。

制用法 ❶将上两味茶材共制精末，放入成品茶包中。

❷取茶包放入茶壶中，用沸水冲泡。代茶饮用，每日1剂。

功效 具有清热利尿，凉血止血，消炎止痛的功效，适合慢性肾炎、水肿患者饮用。

葫芦二皮茶

原料 葫芦壳30～60克，冬瓜皮、西瓜皮各30克。

制用法 ❶将葫芦壳、冬瓜皮、西瓜皮洗净，切丁，用细纱布包好。

❷用开水冲泡，20分钟后即可饮用。每日2～3次。

功效 清热利湿。适用于冠心病等。

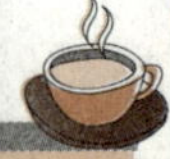

三衣茶

原料 西瓜翠衣50克，绿豆衣20克，蝉衣6克。

制用法 ❶将西瓜翠皮洗净，切碎，然后同绿豆衣，蝉衣一起放入茶包中。

❷取茶包放入杯中，开水冲泡，10分钟后即可饮用。

功效 三衣茶有泻火、解暑、除烦、润燥之功效。常饮用可振奋精神，调节中枢神经。

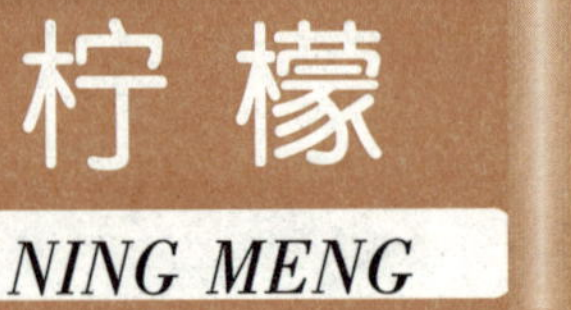

柠檬

NING MENG

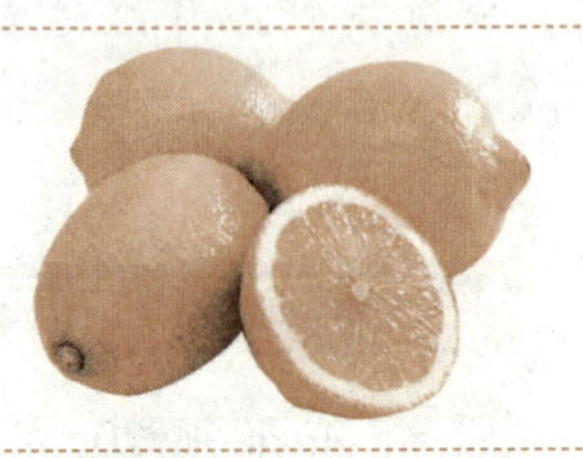

柠檬味极酸，是肝虚孕妇最喜欢的食品之一，因此也称为益母果或益母子。柠檬中含有大量的柠檬酸，柠檬酸有杀菌的作用。由于味道特酸，因此只能作为上等调味料，用来调制饮料菜肴、化妆品和药品。柠檬原产于马来西亚，现在地中海沿岸、东南亚和美洲等地都有种植，在我国的台湾、福建、广东、广西等地也有种植。

营养价值

1. 柠檬富有香气，可以祛除肉类、水产的腥膻味，同时还能使肉质更加细嫩。柠檬可以促进胃中蛋白分解酶的分泌，这样能够增加胃肠蠕动。在西方人日常生活中，柠檬被用来制作冷盘凉菜，或者腌食。

2. 柠檬含有烟酸和丰富的有机酸，含丰富的钾、钠，味极酸，因此，柠檬属于碱性食物。柠檬酸汁能够起到杀菌的作用，实验表明，酸度极强的柠檬汁在 15 分钟内能够将海贝壳内所有的细菌杀死。

3. 经常吃柠檬还可以防治心血管疾病，能缓解钙离子促使血液凝固，同时可以预防和治疗高血压和心肌梗死。柠檬酸还能收缩、增固毛细血管，降低通透性，提高凝血功能及血小板数量，能够起到止血的作用。

4. 柠檬汁中含有丰富的柠檬酸盐，这种物质能够抑制钙盐结晶，从而阻止肾结石形成，甚至已经形成的结石也可被溶解掉，所以食用柠檬能防治肾结石，对慢性肾结石患者有良好的功效。

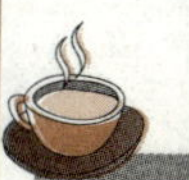

5. 鲜柠檬维生素含量非常丰富，用来美容，能够让皮肤变得更加细腻光滑，防止和消除皮肤色素沉着，有美白的功效。

功效作用

1. 预防心血管疾病：柠檬含有大量的维生素 C 和维生素 P，能够增强血管弹性和韧性，可以预防和治疗高血压和心肌梗死症状。近年来，国外研究发现，青柠檬中含有一种近似胰岛素的成分，这种物质能够降低血糖值。

2. 生津解暑开胃：柠檬是一种味酸、微苦的食物，不能像其他水果一样生吃，但是柠檬果皮富含芳香挥发成分，能够起到生津解暑，开胃醒脾的作用。夏季暑湿较重，上班族们神疲乏力，经过长时间的工作之后往往胃口不佳，这个时候喝一杯柠檬泡水，清新酸爽，可以让人马上精神百倍，更能够增强食欲。

3. 抗菌消炎：柠檬富含维生素 C，对人体发挥的作用可比抗生素，具有抗菌消炎、增强人体免疫力等多种功效，在日常生活中多喝热柠檬水能够很好地保养身体。

4. 清热化痰：柠檬和柑橘一样可以祛痰，柠檬皮的祛痰功效甚至比柑橘还强。在夏季天气湿热的时候，如果饮食不规律的话，人体的内湿和自然气候的外湿相互感应，湿浊郁积日久就可生痰。因此，在夏季痰多不适的时候，多喝柠檬汁能够有效祛痰。

养生小茶包

咸柠檬茶

原料 柠檬5~10个，盐适量。

制用法 ❶将柠檬煮熟后，去皮晒干，放入瓷盅内加盐适量腌制，贮藏越久越好。

❷取腌制柠檬切片，放入成品茶包中，用沸水冲泡，加盖闷片刻，即可饮用。

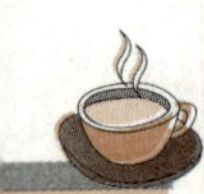

功效 理气和胃，生津止渴。适用于湿热型急性胃肠炎。症见腹泻频繁，大便黄稀臭浊。寒湿泄泻者，溃疡病频频泛酸者忌饮。

柠檬红茶

原料 柠檬2片，红茶、白糖各3克。

制用法 ❶将柠檬洗净、晾干后切片，放入瓷罐后，适量白糖腌制，经一段时间后即可。

❷每次取2片，与红茶一同用细纱布包好，放入杯中，冲以沸水，盖闷约10分钟，调入白糖即可代茶饮用。每日2~3次。

功效 生津止渴，理气和胃，消炎。适用于急慢性胃炎、消化性溃疡等。

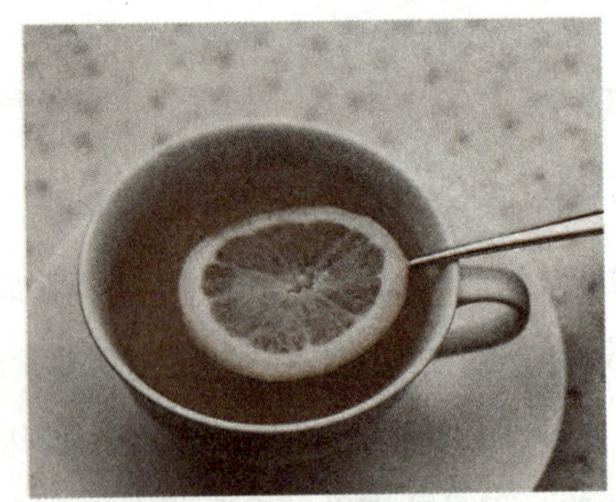

柠檬排毒茶

原料 柠檬1个，绿茶5克，蜂蜜适量。

制用法 ❶将柠檬切片与绿茶一起放入茶包中，将茶包放入杯中，倒入沸水，盖盖闷泡3分钟。

❷调入蜂蜜适量即可饮用。

功效 排毒养颜。

舒眠茶

原料 薰衣草、紫罗兰、粉玫瑰花各3克，柠檬2片。

制用法 ❶将紫罗兰、粉玫瑰的花瓣剥下，与薰衣草一起装入袋中绑紧，制成茶包。

❷将茶包放入杯中，冲入开水，闷3～5分钟，待香味溢出后，将柠檬挤汁滴入，再整片一起放入杯中浸泡。

功效 促进新陈代谢，舒压，助眠。适用于抑郁症，症见失眠，情绪低落者。

芙蓉蔷薇果茶

原料 玫瑰花、芙蓉花各12克，蔷薇果15克，柠檬2片，蜂蜜适量。

制用法 ❶将玫瑰花、芙蓉花、蔷薇果用水过滤。将三者混合在一起，放入茶包中。

❷取茶包，用热开水冲泡10～20分钟，若要多次回冲，可将渣滓滤出。将茶汤倒至杯中，挤入柠檬汁，并加蜂蜜调味即可饮用。

功效 调理气血、促进血液循环、养颜美容，生津解渴、降火气，可养血活血、利尿、消水肿。

牡丹美白祛斑茶

原料 牡丹花球、千日红各3朵，桃花3克，柠檬1片。

制用法 ❶将上述材料混匀，一起放入茶包中。

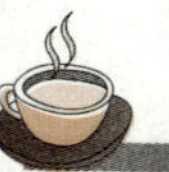

❷取茶包，放入杯中，倒入沸水，盖盖子闷泡约5分钟后即可饮用。

功效 调节内分泌，通经活络，消炎，祛斑美白。

薏米柠檬茶

原料 薏米50克，柠檬半个，冰糖适量。

制用法 ❶将薏米清洗干净，柠檬切片备用。薏米放入砂锅中炒焦，晾干备用。

❷将炒焦晾干的薏米、柠檬片、冰糖一起用细纱布包好，制成茶包。

③取茶包，用沸水冲泡，代茶频饮。

功效 具有清热利尿，消肿去脂的功效，还可使皮肤光泽细腻，有弹性。

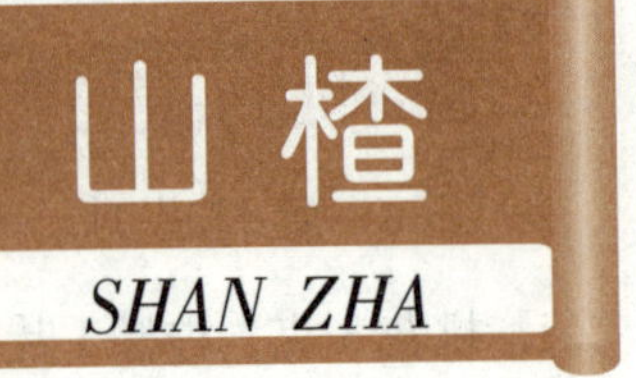

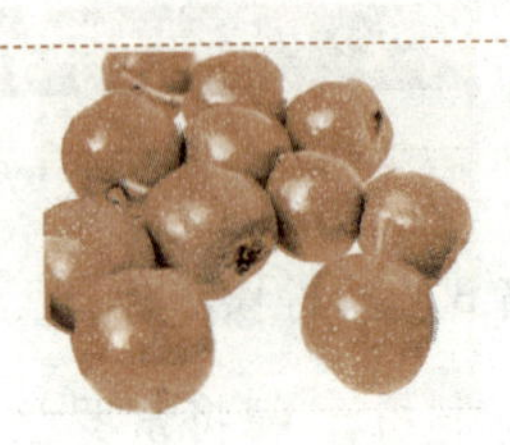

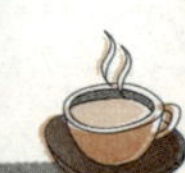

山楂是日常生活中必不可少的一种开胃食物。山楂果实为球形，熟后深红色，表面具淡色小斑点。山楂品种繁多，可用作药材，对人体消化，脾胃健康有良好的功效。山楂果有重要的药用价值，能健脾开胃、消食化滞、活血化瘀。在山楂果中含有糖类、蛋白质、脂肪、维生素C、胡萝卜素、淀粉、苹果酸、枸橼酸、钙和铁等物质，对于降血脂、血压有良好的效果。日常生活中山楂果可以做零食食用，也可泡茶喝。

营养价值

山楂中含有丰富的营养物质，其中，含有大量的维生素、山楂酸、柠檬酸、苹果酸、糖类、钙、铁、磷等。山楂中所含的解脂酶能促进脂肪类食物的消化，山楂还能促进胃液分泌和增加胃内酶素等功能。

山楂中含有的三萜类及黄酮类物质可以起到扩张血管及降血压的作用，在日常生活中，经常吃山楂能够增强心肌、抗心律不齐、调节血压及胆固醇。

研究发现，山楂中还含有一种牡荆素的化合物，这种物质能够起到抗癌的作用。亚硝胺和黄曲霉素都可以引发消化道癌症的发生，山楂中所提取的汁液不仅能阻断亚硝胺的合成，还可以抑制黄曲霉素的致癌作用。假

如在人体中出现了消化不良，食用山楂，不仅可以助消化，还可以起到辅助抗癌的作用。

功效作用

1. **开胃：**山楂有开胃消食的功能，尤其对消肉食积滞作用更好，很多助消化的药中都采用了山楂。

2. **降血脂：**山楂可以防治心血管疾病的发生，降低血压和胆固醇，软化血管及利尿和镇静的作用。

3. **腹泻：**山楂中含有平喘化痰、抑制细菌、治疗腹痛腹泻的成分，因此，对腹泻有一定的功效。

4. **活血化瘀：**山楂有活血化瘀的功效，可以有效解决局部瘀血状态，对跌打损伤有辅助的疗效。

养生小茶包

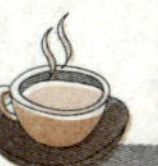

红花山楂茶

原料 红花、山楂各5克。

制用法 ❶将山楂去核，同红花一起放入茶包中。

❷取茶包，放入杯中，用沸水冲泡，加盖闷10分钟即可，代茶饮用。

功效 活血祛瘀，疏通心血管，稳定血压，降血脂。

茵陈瘦体茶

原料 山楂30克，茵陈9克，荷叶6克。

制用法 ❶将山楂去核，同茵陈、荷叶混合，粉碎成粗末，置于容器中搅拌和匀。

❷用滤纸袋分装成5克1袋，制成茶包，热水冲泡饮用。

功效 疏肝理气，清热利湿，降脂减肥。

山楂乌梅茶

原料 山楂30克，乌梅10克。

制用法 ❶将山楂、乌梅放入茶包袋中，以沸水浸泡。

❷加冰糖少许，代茶频饮。

功效 消食化积、开胃，还能防治夏季肠道传染病。

山楂核桃茶

原料 山楂50克，核桃仁150克，白糖200克。

制用法 ❶将山楂去核掰烂，核桃仁磨碎，一同放入茶包袋中。

❷用沸水冲泡，10分钟后，加入适量白糖搅拌均匀，即可饮用。

功效 补肾润肺，生津润肠。适用于津液亏损、口干燥渴、小便短黄、大便秘结、食欲不振等。

谷芽山楂茶

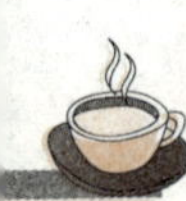

原料 谷芽、山楂各10克。

制用法 ❶山楂洗净后和谷芽一起放入锅中炒焦，晾干，用细纱布包好，制成茶包。

❷用沸水冲泡茶包，15分钟即可，反复2次即可。

功效 消食和中，健脾开胃，用于食积不化、脘腹胀痛、呕恶食臭以及脾虚食少、消化不良。

山楂肉桂茶

原料 山楂10克，肉桂3克，红糖适量。

制用法 ❶将山楂、肉桂洗净，放入茶包袋中。

❷取茶包袋放入茶壶中，加沸水浸泡取汁，可调入适量红糖。代茶饮用。

功效 温中暖胃，散寒消积，活血化瘀。阴虚火旺者不宜。

红枣

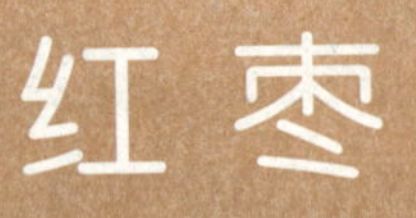

HONG ZAO

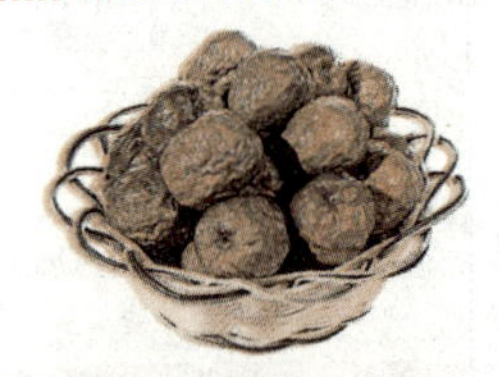

红枣又叫大枣、干枣，最早起源于中国，自古以来就被列为“五果”（桃、李、梅、杏、枣）之一。红枣中含有抑制癌细胞的物质，对癌症患者有一定的疗效。经常食用鲜枣能够避免患胆结石等疾病，这是因为鲜

枣中丰富的维生素 C，使体内多余的胆固醇转变为胆汁酸。我国古代著名的医学家孙思邈说过："春日宜省酸增甘，以养脾气。"意思是指，春季要少吃酸食，多吃甜食。中医认为，春季是一个人肝气旺盛的时候，多食酸味的食品就会导致肝气过盛，从而损害脾胃，因此，要尽量少吃酸味食品。人们在春天的时候喜欢户外运动，这样体力消耗大，所需要的热量也多。然而，这个时候人的脾胃偏弱，胃肠的消化能力较弱，所以，多吃甜食可以补充体内缺少的热量。红枣便是春季养脾的最好食物。

营养价值

红枣有极高的热量，主要是来自于所含的碳水化合物。红枣中含有大量的膳食纤维、维生素和微量元素，大枣中的维生素 P 含量在所有果蔬中最高。另外，红枣中还含有脂肪、淀粉、芦丁、尼克酸以及矿物质。干枣所含的矿物质和热量要比鲜枣高出 2 倍多。

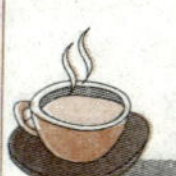

功效作用

1. **降血压、降胆固醇**：红枣中的维生素 P 含量非常丰富，这种物质具有维持毛细血管通透性，改善微循环从而预防动脉硬化的作用。同时，红枣还可以调节人体代谢，增强免疫力，抗炎，抗变态反应，降低血糖和胆固醇含量等作用。红枣中所含的芦丁有保护毛细血管通畅，防止血管壁脆性增加的作用。

2. **防癌抗癌**：红枣有提高人体免疫力的功效，同时能够促进白细胞的生成，降低血清胆固醇，提高血清白蛋白，保护肝脏。在红枣中，含有抑制癌细胞，并可使癌细胞向正常细胞转化的物质。

3. **预防骨质疏松**：红枣对防治骨质疏松、贫血有良好的功效，非常适宜更年期的中老年人及生长发育高峰期的青少年及女性食用。

4. **保肝护肝**：红枣可以提高体内单核细胞的吞噬功能，还具有保护肝脏、增强体力的作用；红枣中的维生素 C，能够减轻化学药物对肝脏的损害，并促进蛋白质合成，增加血清总蛋白含量。

养生小茶包

首乌红枣茶

原料 何首乌、红枣、红糖各50克。

制用法 ❶将红糖用适量的温开水溶开，放入何首乌，红枣放置7天，将药取出晒干，再反复浸晒，以糖尽为佳，后研细末备用。

❷将细末用细纱布包好，制成茶包，每次取10克，冲入开水，代茶饮用。

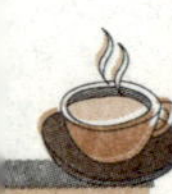

功效 益气血，补肝肾。适用于气血虚少型遗精等。

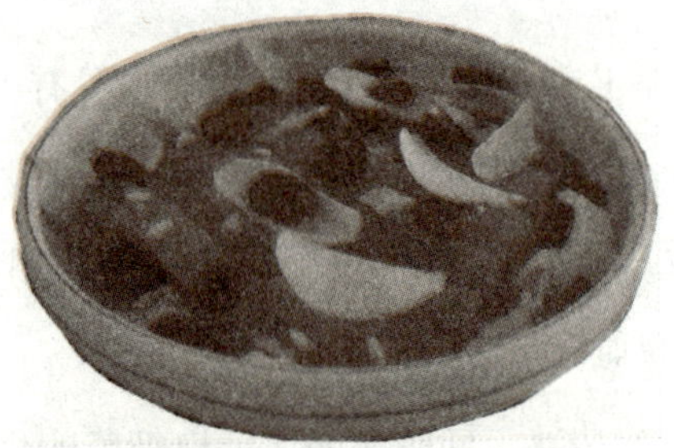

黑木耳红枣茶

原料 黑木耳30克，红枣20枚，茶叶10克。

制用法 ❶将黑木耳、红枣洗净，掰碎，同茶叶一起装入成品茶包中。

❷取茶包，用开水冲泡，每日1次，连服7日。

功效 补中益气，养血调经。适用于月经过多。

海带蒲黄红枣茶

原料 海带30克，蒲黄10克，红枣15枚。

制用法 ❶将海带放入水中浸泡6～8小时，取出，洗净，切成小片状，备用。

❷将红枣洗净，去核，掰碎，加海带片、蒲黄，混合均匀，装入茶包袋中。

❸取做好的茶包，用开水冲泡，代茶饮服。

功效 化痰降脂，活血化瘀。适用于脂肪肝。孕妇慎服。

黄芪枳壳红枣茶

原料 黄芪20克，枳壳10克，红枣30克，白糖适量。

制用法 ❶以上3味洗净放入砂锅中，炒焦，晾干，装入茶包袋中。

❷取做好的茶包袋，放入杯中用开水冲泡20分钟，反复2次，加入

白糖调味即可饮用。

功效 补中益气，养血安神。阴虚阳亢、热毒亢盛、食积内停者忌服。

桂圆莲子红枣茶

原料 莲子10粒，桂圆干20克，红枣5粒，乌龙茶适量，蜂蜜3勺。

制用法 ❶将莲子，桂圆干、红枣和乌龙茶放入砂锅中炒焦，晾干，用细纱布包好，制成茶包。

❷将茶包放入杯中，开水冲泡20分钟，反复冲泡，加入蜂蜜调味，即可饮用。

功效 安神，补血养颜，较适用于虚寒体质或贫血者。

银耳红枣茶

原料 银耳干品15克，红枣5枚，冰糖适量。

制用法 ❶将银耳干品碾碎，红枣去核掰烂，一同放入茶包袋中。

❷用沸水冲泡茶包，约20分钟，加入冰糖，待融化后即可饮用。

功效 清肺热、益脾胃、润肌肤。补气养血，健脾益胃。这道茶饮是秋季简单、实惠的滋补良方。

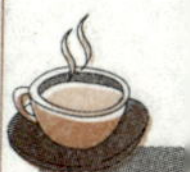

丝瓜

SI GUA

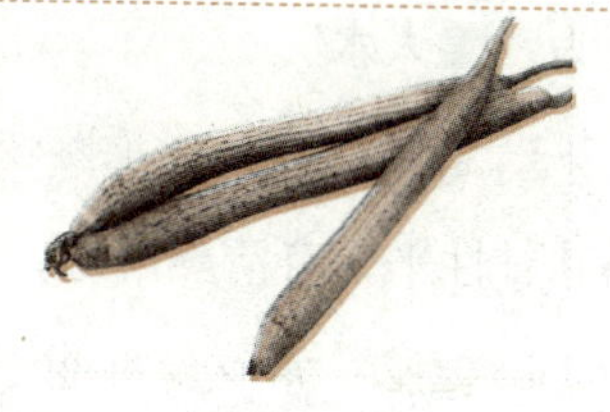

丝瓜是一种夏季常见的蔬菜，其各类营养元素的含量在瓜类食物中居前列，其中所含皂甙类物质、丝瓜苦味质、黏液质、木胶、瓜氨酸、木聚糖和干扰素等特殊物质对人体极为有益，能够对人体健康起到一定的特殊作用。成熟的丝瓜里面网状纤维就是我们通常所说的丝瓜络，可以用来当作洗刷灶具及家具的工具；同时，丝瓜还可供药用，有清凉利尿、活血通经、

解毒的功效。在国内外均有丝瓜的分布和栽培。

营养价值

1. **健脑美容：**丝瓜中维生素 B 等的含量非常高，这有助于小儿大脑发育及中老年人的大脑健康。另外，丝瓜藤茎的汁液可以让皮肤弹性持久，具有美容去皱的特殊功能。

2. **抗坏血病：**丝瓜中所含的维生素 C 较高，因此，能够当作抗坏血病及预防各种维生素 C 缺乏症的药材。

3. **抗病毒，抗过敏：**丝瓜提取物能够有效防治乙型脑炎病毒。除此之外，在丝瓜组织培养液中还发现了一种具有抗过敏性的物质泻根醇酸，这种物质的抗过敏作用非常强。

功效作用

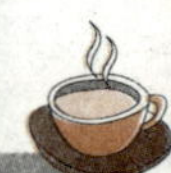

1. **活血通络：**丝瓜能够止咳化痰、凉血解毒，在外用方面，丝瓜还可以止血消炎，尤其是女性，多吃丝瓜有助于调理月经。

2. **润肤美白：**拥有美白的皮肤是每个人都渴望的，丝瓜有保护皮肤，消除斑块，防止皮肤老化的作用，是让皮肤细嫩，美白美容的佳品。其中丝瓜藤和茎的液汁还具有保持皮肤弹性的特殊功能，美容去皱，因此，丝瓜又被誉为“美人水”。

3. **解毒消肿：**丝瓜藤味苦性凉，具有通经活络，镇咳祛痰的作用。丝瓜络味甘性平，有清热解毒，利尿消肿的作用。

4. **健脑：**常吃丝瓜能够帮助小儿大脑发育，有利于中老年人的大脑健康，同时，丝瓜提取物对乙型脑炎病毒也有着良好的预防作用。

养生小茶包

莲子丝瓜花茶

原料 莲子 15 克，丝瓜花 6 克。

制用法 ❶将莲子、丝瓜花一同放入锅中炒焦，晾干，用细纱布包好。

❷取茶包用开水冲泡，10 分钟，反复冲泡 2 次，代茶饮用。

功效 养心补脾，益肾涩精。适用于遗精等。中满痞胀及大便燥结者忌服。

夏枯草丝瓜保肝茶

原料 夏枯草 9 克，丝瓜络 10 克，冰糖适量。

制用法 ❶将上述药材混合均匀，揉碎，装入茶包袋中。

❷用沸水冲泡茶包，加入适量冰糖调味，待冰糖融化之后即可饮用。每日 1 剂，分 2 次服。

功效 泻热凉血，去瘀化痰。适用于饮酒过量及糖尿病引起的脂肪肝。寒性体质者忌饮。

丝瓜花蜜茶

原料 鲜丝瓜花 30 克，蜂蜜 20 克。

制用法 ❶将新鲜丝瓜花晒干，装入茶包袋中。

❷取茶包袋放入杯中用沸水冲沏，候温，调入蜂蜜，代茶饮用。每日 1 剂。

功效 清热解毒，润燥止咳。适用于风热型咳嗽。

丝瓜茶

原料 丝瓜 200 克，茶叶 5 克，食盐少许。

制用法 ❶将丝瓜洗净切片，加入适量食盐。

❷将茶叶，切片的丝瓜一同装入茶包袋中，以沸水冲泡 5 分钟，即可饮用。每日 1 剂，不拘时饮服。

功效 清热解毒，止咳化痰，利咽。用于治疗急慢性咽喉炎和咽痒不舒、扁桃体炎及支气管炎、咳嗽等症。

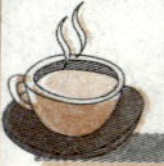

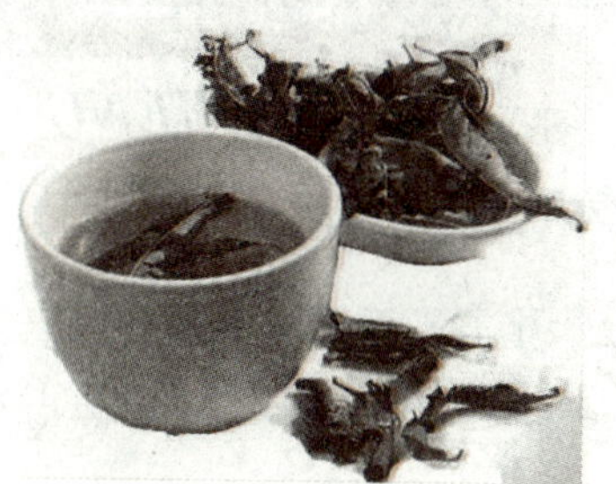

丝瓜皮茶

原料 新鲜丝瓜、冰糖适量。

制用法 ❶将新鲜丝瓜放在加面粉的清水中泡 10 分钟，洗净。

❷用小刀轻轻地刮下丝瓜皮表面

薄薄的一层绿衣，晒干。

❸每次取1小撮，装入茶包袋中，放入随身杯，加适量冰糖，沸水冲泡，闷20分钟后饮用，可以反复冲泡。

功效 清热、解毒、消肿。用以预防青春痘。

丝瓜葵花瓣蜜茶

原料 丝瓜30克，葵花花瓣、蜂蜜各10克，薄荷6克，生姜3克。

制用法 ❶将丝瓜、葵花花瓣、薄荷、生姜切细，混合均匀装入茶包袋中。

❷用沸水冲泡，放入适量蜂蜜调味，即可饮用。

功效 润肤美白，消除斑块。

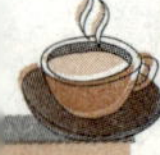

花生
HUA SHENG

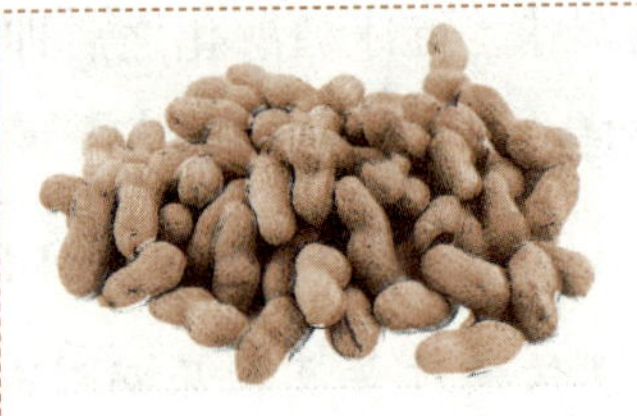

花生属于豆科作物，是提取优质食用油的主要农作物之一。花生又叫落花生，种子有花生果皮包裹。花生的果壳颜色通常为黄白色，也有黄褐色或黄色，这是因为花生的品种及土质不同。在花生果壳内的种子通称为花生米或花生仁。在历史上，花生曾叫作长生果、成寿果、番豆无花果、唐人豆等。由于花生具有滋养补益的功效，有助于延年益寿，因此，在民间又称之为“长生果”，它与黄豆一样有“植物肉”、“素中之荤”的美誉。

营养价值

花生所含的蛋白质和脂肪极高，尤其是不饱和脂肪酸的含量很高。花生中含有一种生物活性物质白藜芦醇，这种物质能够防治肿瘤类疾病。花生红

衣中含有丰富的维生素 K，具有止血的效果。

花生仁有极高的营养价值，内含大量脂肪和蛋白质。花生中还有大量的维生素、钙和铁等物质，并含有硫胺素、核黄素、尼克酸等元素。其中，矿物质的含量也很丰富，尤其是人体必需的氨基酸，这些营养物质能够促进脑细胞发育，提升人的记忆功能。

花生仁富含油脂，因此，可以从花生仁中提取出大量的油脂，芳香宜人，是上好的食用油。花生油不溶于乙醇，人们能够将花生油注入 70% 乙醇溶液加热来看其混浊程度，以此鉴定花生油的纯度。花生油是不干燥性油，其色泽淡黄，清香可口，是上好的食用油。

功效作用

1. **健脑益智：**花生蛋白中拥有大量的人体所需的氨基酸，其中赖氨酸能够提高儿童智力，而谷氨酸和天门冬氨酸又能够促使细胞发育，提升大脑的记忆力。

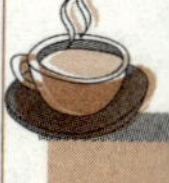

2. **促进生长发育：**花生中拥有大量的维生素及矿物质，因此，常吃花生能够促进人体的生长发育。

3. **润肺止咳：**花生中含有大量的脂肪油、可以起到润肺止咳的作用，是用于治疗久咳气喘，咯痰带血的上好食材。

4. **延缓衰老：**花生中所含的儿茶素对人体具有很强的抗老化的作用，其中赖氨酸也能够起到防止过早衰老的作用。

养生小茶包

花生壳茶

原料 花生壳 60 克。

制用法 ❶将花生壳洗净，揉碎。❷装入茶包袋中，用沸水冲泡，代茶频饮。

功效 降血压，降血脂。适用于高血压、冠心病等。

双仁茶

原料 松子仁、花生仁、蜂蜜各

15克。

制用法 ❶将松子仁、花生仁用开水烫泡10分钟，剥去皮，捣烂成糊状，装入茶包袋中。

❷取茶包用沸水冲泡，调入蜂蜜，混合均匀即成。每次取10克左右，开水冲饮，不拘时。

功效 益肾，固精，补血。适用于遗精、早泄等。

花生核桃甜茶

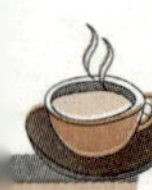

原料 花生仁、核桃仁各20克，白糖适量。

制用法 ❶分别将花生仁、核桃炒熟，切碎，装入茶包袋中。

❷用开水冲沏，加入白糖调味即成。代茶饮用。

功效 补肾壮腰。适用于早泄等。阴虚火旺、痰热咳嗽及大便溏泻者忌服。

红小豆花生仁茶

原料 红小豆50克，花生仁25克，红枣15克，红糖15克。

制用法 ❶将红小豆、花生仁洗净，沥干备用；红枣用温开水浸泡约10分钟后备用。

❷将红小豆、花生仁捣碎，再加入红枣、红糖拌匀，放入茶包袋中，用沸水冲泡20分钟，饮用即可。

功效 此款茶饮具有清热解毒、缓和慢性肝炎症状、化解肝内脂肪沉积的作用，益肝解毒。

红枣花生茶

原料 红枣、红糖各50克，花生仁100克。

制用法 ❶将红枣掰烂，去核，花生仁捣碎，备用。

❷将红枣和花生仁混合均匀放入茶包袋中，用沸水冲泡，加红糖，待糖溶化后即成。代茶温饮，每日1剂。

功效 补血生血，抗骨质疏松。凡有湿痰、积滞、齿病、虫病者，均不宜用。

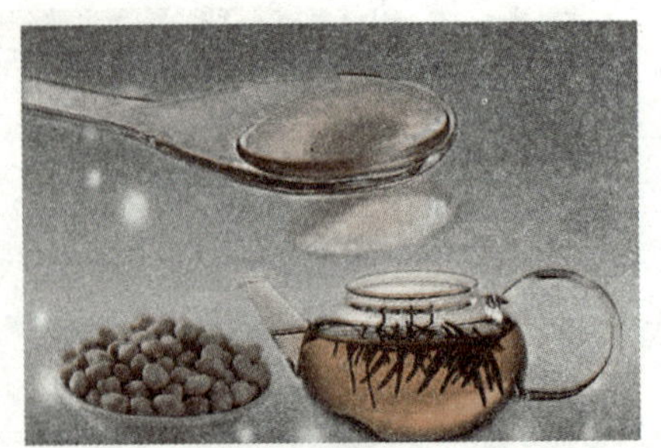

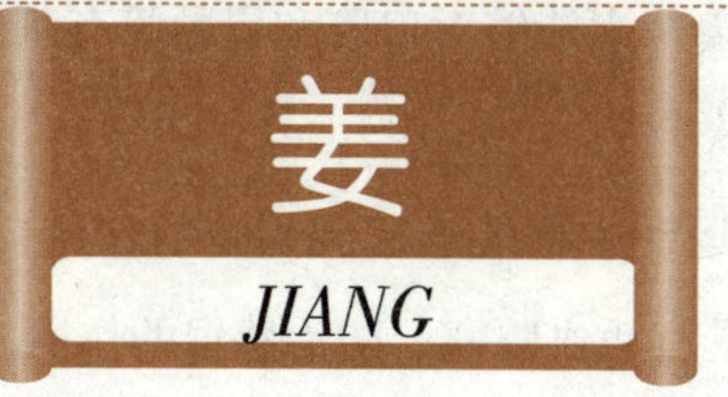

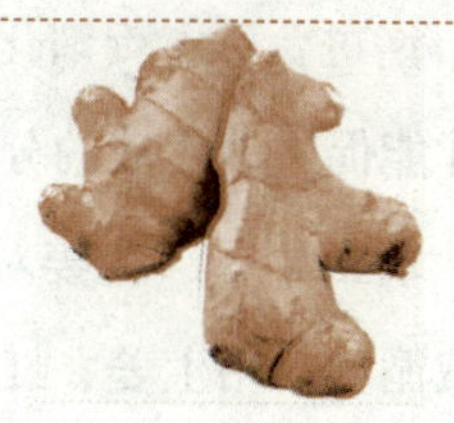

姜是一种原产于东南亚热带地区的植物，其根茎可以作为烹饪的调味品。姜经过炮制作后可以作为一种中药药材，同时还能用来当作冲泡草本茶的材料。生姜味辛性温，具有发散风寒、化痰止咳的作用，对于温中止呕、解毒也有良好的功效，在临床上常用于治疗外感风寒及胃寒呕逆等症，因此，姜也被称为“呕家圣药”。中医认为，生姜是助阳之品。宋代诗人苏轼在《东坡杂记》中就记述了杭州钱塘净慈寺80多岁的老和尚，面色童相，原因是“服生姜40年，故不老云”。又有传说白娘子盗仙草救许仙，而传说中的仙草便是生姜芽。可见，姜的药理功效非同一般。生姜还有个别名叫“还魂草”，而我们日常所熬制的姜汤也叫“还魂汤”。

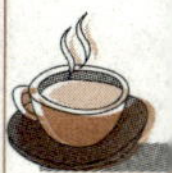

营养价值

姜的营养成分和葱、蒜基本一致，含有蛋白质、糖类、维生素等物质，值得一提的是含有植物抗菌素，有良好的杀菌作用。生姜还含有较多的挥发油，能够有效地抑制人体对胆固醇的吸收，从而防止肝脏和血清胆固醇的蓄积。姜的挥发油主要成分为姜醇、姜烯、水芹烯、柠檬醛、芳樟醇等。除此之外，姜还含有谷氨酸、天门冬氨酸、丝氨酸、甘氨酸、苏氨酸、丙氨酸等物质。

功效作用

1. 镇吐：生姜具有镇吐作用，其有效成分为姜酮和姜烯酮的混合物。我们在外出旅游的时候，出发前口嚼生姜服下可以起到防晕车晕船的功效。因此，民间常说“出门带块姜，时时保健康”。

2. 杀菌：实验证明，姜对伤寒杆菌、霍乱弧菌有非常明显的抑制作用。

3. 增进食欲、促消化：生姜中的姜辣素能够对口腔和胃黏膜有刺激作用，这样才能促进消化液的分泌，增进食欲。

4. 活血驱寒：生姜对呼吸和血管运动中枢能够起到兴奋的作用，可以促进血液循环。用生姜、红糖熬制姜汤具有活血驱寒、防治感冒的作用。

养生小茶包

人参叶干姜茶

原料 人参叶、干姜各3克，白术、炙甘草各4克。

制用法 ❶将以上4味捣碎成粗末，放入茶包袋中，制成茶包。

❷取茶包放入保温杯中，盖好盖子，温浸30分钟，代茶饮用即可。

功效 补脾益气。

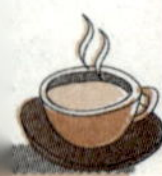

芥菜生姜茶

原料 鲜芥菜100克，生姜12克，红糖20克。

制用法 ❶将芥菜，生姜洗净切片，放入茶包袋中。

❷用沸水冲泡茶包，10分钟后调入红糖，代茶饮用。每日1剂。

功效 宣肺散寒，祛痰止咳。适用于风寒型咳嗽。

五神茶

原料 荆芥、苏叶、生姜各10克，红糖30克，茶叶6克。

制用法 ❶将生姜洗净切片，同荆芥、苏叶、茶叶混合捣碎，用细纱布包好，制成茶包。

❷用沸水冲泡茶包15～20分钟后加入红糖，待糖溶化后即成。每日2次，可随量服用。

功效 发散风寒，祛风止痛。适用于风寒感冒、畏寒、身痛、无汗等症。

芝麻生姜茶

原料 生芝麻30克，生姜5克，绿茶5克。

制用法 ❶将生姜洗净切片，同生芝麻，绿茶混合后装入茶包袋中。

❷用沸水冲泡茶包5分钟即成。每日1剂。

功效 发汗解表。适用于外感初起。

姜草茶

原料 干姜3~5克，炙甘草3克，红茶1~2克。

制用法 ❶将生姜洗净后切片、炒干，同炙甘草、红茶一起放入茶包袋中。

❷用沸水冲泡茶包，10分钟后即可。最好在饭后饮用，每日1剂。

功效 温中散寒，健胃消食。适用于胃寒呕吐、喜暖恶寒者。孕妇及胃酸过多者慎服。阴虚火旺、舌红口干者忌用。

干姜胡椒茶

原料 干姜10克，胡椒10粒，红糖15克。

制用法 ❶将前2味捣碎，放入茶包袋中。

❷取茶包放入保温杯中，加入红糖，冲入沸水，加盖温浸30分钟，代茶饮用。每日2剂。

功效 温中散寒止痛。适用于风寒伤胃型胃痛。

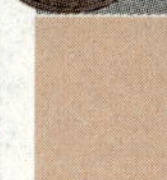

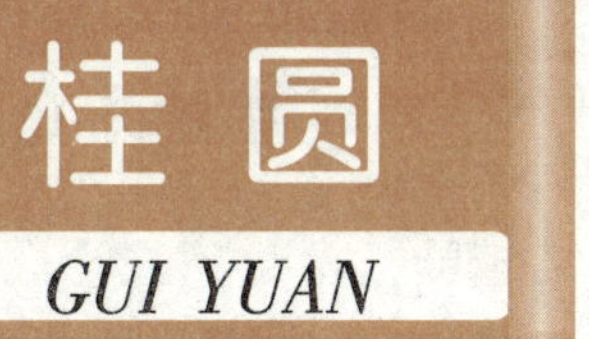

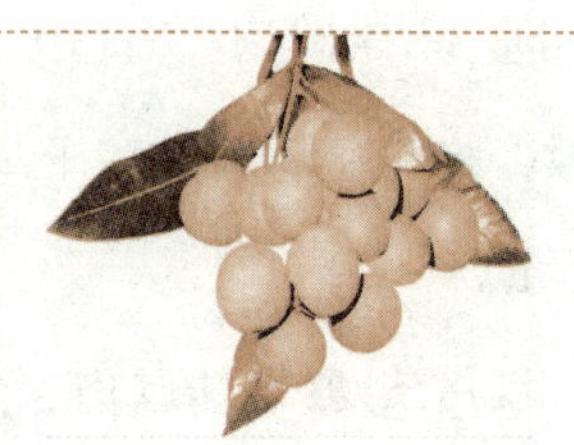

桂圆有滋养的功效，其果可以生食，也可以加工成干制品，其肉、核、皮及根都可以作为药材。桂圆产于中国南部及西南部地区，在世界上分布广泛。桂圆属湿热食物，吃多了容易导致滞气，有上火发炎症状的患者也不适合多吃。

营养价值

桂圆的营养非常丰富，自古就是滋补养生的上好食品。桂圆含有大量葡萄糖、蔗糖、蛋白质、多种维生素和矿物质，其中烟酸和维生素 K 的含量之高是非常罕见的。

功效作用

1. **抑制子宫肌瘤：**桂圆有抗癌作用，对子宫癌细胞的抑制率超过 90%，因此，妇女在更年期妇科肿瘤好发阶段要适当食用些桂圆，对预防癌症的作用非常好。

2. **健脑安神：**桂圆含有大量的营养物质，具有健脑益智，补养心脾，安神的功效，对失眠、健忘、惊悸等病症有良好的效果。

3. **恢复体力：**桂圆可以起到补益作用，对病后需要调养及体质虚弱的人有非常好的疗效。

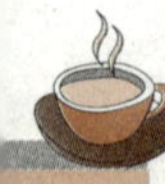

养生小茶包

枸杞桂圆茶

原料 桂圆肉干品 10 克，红枣 10 枚，枸杞子 3 粒，莲子 20 克，红糖适量。

制用法 ❶将桂圆肉、红枣、枸杞子、莲子一起放入锅中炒焦，晾干，用细纱布包好。

❷取茶包放入杯中，沸水反复冲泡，每次 20 分钟，调入红糖后服用。

功效 去寒活血，养血，补肾养肝。这款茶饮是冬日大补元气、益精壮阳的佳品。

桂圆茉莉茶

原料 桂圆肉 12 克，茉莉花 10 克。

制用法 ❶将桂圆肉和茉莉花洗净放入茶包袋中。

❷取茶包袋用沸水冲泡 10 分钟后即可饮用。代茶频饮，喝完茶后还可以把桂圆肉吃下去。

功效 具有利水消肿，温气补肾的功效，适合便血、肾虚者饮用。

桂圆洋参茶

原料 西洋参2克，桂圆肉20克，白糖3克。

制用法 ❶将以上3味混合装入茶包袋中，放入茶壶。

❷用沸水浸泡即成。代茶饮用。

功效 滋阴降火，益气补血，宁心安神。素有痰火及湿滞停饮者应慎食，最好忌服。

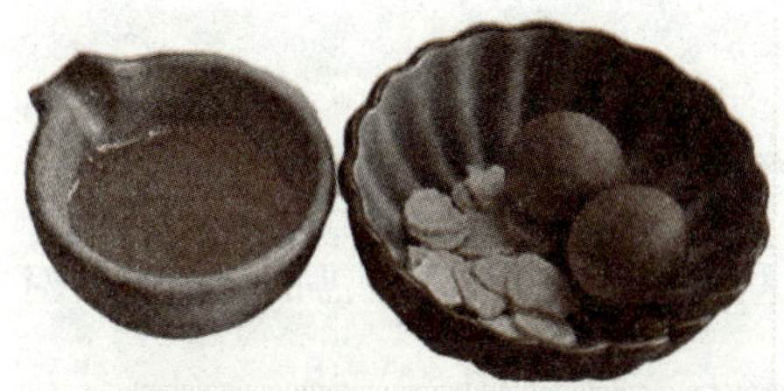

桂圆绿茶

原料 桂圆肉20克，绿茶1克。

制用法 ❶将桂圆肉500克，加盖蒸1小时，备用。

❷用时取20克，将绿茶与桂圆肉装入茶包袋中，置于大的茶杯里，加开水400毫升，分3次温饮。日服1剂，或隔日1剂。

功效 补气养血，滋养肝肾。用于贫血等症。

桂圆红枣茶

原料 桂圆肉3粒，红枣2个。

制用法 ❶将红枣掰开，去核，与桂圆肉一起用细纱布包好，制成茶包。

❷将包好的茶包放入茶杯中，反复用沸水冲2次，倒掉。

❸再次加入开水，20分钟后即可饮用。

功效 补血安神，补益心脾。

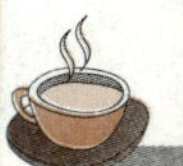

桂圆冰糖茶

原料 桂圆肉10克，冰糖3克。

制用法 将桂圆肉洗净，与冰糖放入茶包中，用开水冲泡，即泡即饮。

功效 益气养血，安神健胃。

花生桂圆茶

原料 花生20克，桂圆肉30克。

制用法 ❶将花生与桂圆肉洗净，一同放入茶包袋中。

❷取茶包用沸水冲泡，10分钟后即可饮用。

功效 补中益气，养血安神。

核桃

HE TAO

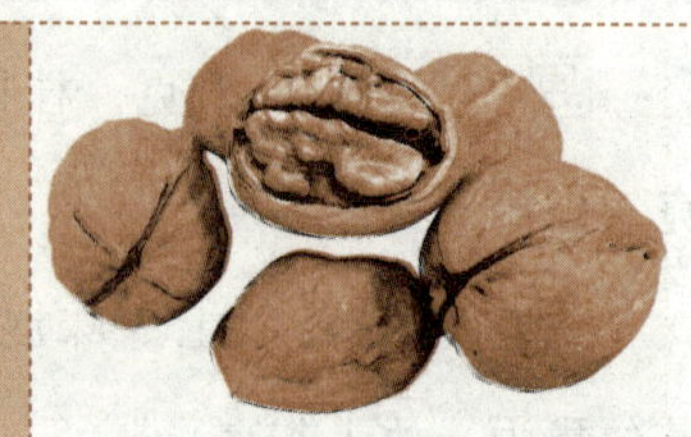

核桃有着良好的健脑功效，富含多种营养元素，是日常生活中用来养生保健的上好佳品。在国外，核桃被称为“大力士食品”、“益智果”，而在国内则享有“万岁子”“长寿果”的美誉。核桃仁质感细腻，其药用价值极高，是食疗的优选材料。核桃仁还含有大量的油，具有很高的营养价值。

营养价值

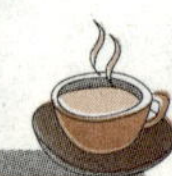

1. 核桃中所含的脂肪酸是亚油酸，这种物质属于人体必需的脂肪酸，对于肌肤美容有良好的功效。

2. 核桃的营养价值很高，其含有大量的不饱和脂肪酸，日常生活中经常吃核桃，除了能够降低血糖，还能减少肠道对胆固醇的吸收，适用于高血脂、高血压、冠心病患者食用。除此之外，核桃含有大量的脂肪，能润肠，治疗大便秘结。

3. 核桃仁含有亚麻油酸及钙、磷、铁，这些物质可以美白肌肤，经常食用能够润肌肤、乌须发，防治头发变白和脱落。

4. 核桃所含的维生素 B 族和维生素 E，具有健脑，增强记忆力和延缓衰老的作用，适合老年人食用。

功效作用

1. 核桃油含有大量的油酸、亚油酸等不饱和脂肪酸，而其中饱和脂肪酸的含量较少，因此是预防动脉硬化、冠心病的上好食用油。

2. 核桃仁具有滋补肝肾、强筋健骨的功效，对于肝肾亏虚引起的症状有很好的效果，如腰腿酸软、筋骨疼痛、牙齿松动、须发早白、虚劳咳嗽、小便清冷、妇女月经和白带过多等。

3. 核桃具有润肌肤、乌须发的功效，同时还能润肺强肾，降低血脂，长期食用对癌症有非常好的预防效果。

养生小茶包

芝麻核桃茶

原料 黑芝麻15克，核桃仁20克，高级绿茶3克。

制用法 ❶将黑芝麻炒香研末，核桃仁研末。以上药材同高级绿茶一起放入茶包袋中。

❷取茶包袋用80℃的水冲泡3分钟，即可饮用。每天1次。

功效 具益肤养肾的功效，对于皮肤干燥、粗糙、无光泽者，有一定的疗效。

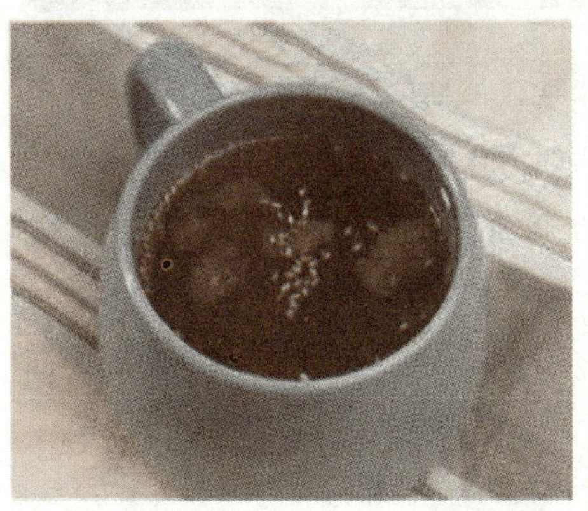

核桃红糖酒茶

原料 核桃仁30克，红糖、白酒各适量。

制用法 ❶先将核桃仁切细，与红糖同放碗中调匀，装入茶包袋中。

❷取茶包，将烫热的白酒倒入盛有茶包的碗中冲泡，趁热1次服用。

功效 补肾益精。适用于肾虚腰痛、遗精。

核桃仁虫草茶

原料 核桃仁30克，冬虫夏草6克。

制用法 ❶将核桃仁捣碎，冬虫夏草研为细末，用细纱布包好。

❷将茶包放入杯中，用沸水冲泡15分钟，代茶饮用。

功效 滋肺补肾，纳气平喘。适用于下元亏虚、肾不纳气型虚喘。

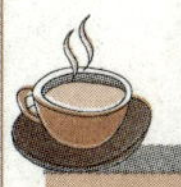

核桃仁山楂菊花茶

原料 核桃仁30克，山楂15克，菊花9克。

制用法 ❶将核桃仁捣碎，山楂掰烂，去核，同菊花一起装入茶包袋中。❷将茶包用沸水冲泡。代茶饮用。

功效 滋补肝肾，润肠通便，通利血脉。适用于糖尿病。脾虚便溏者不宜服用。

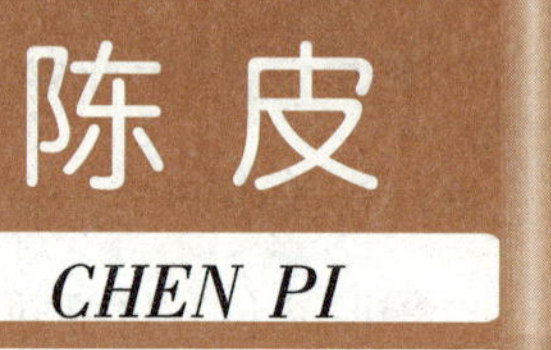

陈皮

CHEN PI

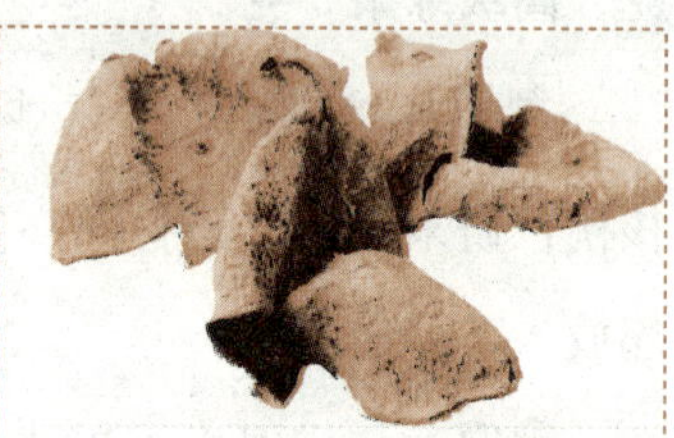

陈皮就是橘子成熟的果皮。橘树可栽培于丘陵、低山地带，主要分布在长江以南各地区。陈皮是将成熟的果实剥取果皮，阴干或通风干燥。除此之外，陈皮可作为药材，是茶包的主要材料，常食有利于人体健康。

营养价值

陈皮味苦，其中含有柠檬苷和苦味素，被称之为“类柠檬苦素”，这种物质平和，易溶解于水，有助于食物的消化。陈皮在作为烹制菜肴的调味品方面，其苦味与其他味道能够相互调和，做出的菜肴风格独特美味。陈皮含有挥发油、橙皮甙、B族维生素、维生素C等成分，其中所含的挥发油对胃肠道有温和的刺激作用，能够促进消化液的分泌，从而增强人的食欲，开胃健脾。

功效作用

1. 陈皮的苦味能够与其他味道协调，所以，用陈皮烹制菜肴能够起到改善味道，可口香甜的效果。

2. 陈皮中含有类柠檬苦素，这种物质能够促进消化，增加食欲，对恶性厌食的患者有良好的功效。

3. 陈皮味辛苦、性温，是一味常用的中药，其具有通气健脾、燥湿化痰、解腻留香、降逆止呕的功效。中医里的“陈皮半夏汤”、“二陈汤”主要食材就是陈皮。同时，陈皮还是化痰下气、消滞健胃的良药。适用于胃部胀满、消化不良、食欲不振、咳嗽多痰等症状的患者。

养生小茶包

胡椒茶

原料 胡椒10粒，陈皮3克，食盐适量。

制用法 ❶将胡椒研细，与陈皮、盐一起放入茶包袋中。

❷用沸水冲泡5分钟即成。每日1~2剂。

功效 散寒、止痛、止泻。适用于消化不良。

紫苏桔梗茶

原料 紫苏10克，桔梗6克，陈皮、甘草各3克。

制用法 ❶将以上4味药材制为粗末，用细纱布包好，制成茶包。

❷将茶包放入杯中，用沸水冲沏，代茶饮用。每日1剂。

功效 疏风散寒，化痰止咳。适用于风寒型急性支气管炎。

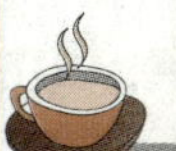

理气五味茶

原料 茯苓12克，陈皮、半夏各9克，甘草3克，生姜1克，蜂蜜适量。

制用法 ❶将所有材料（除蜂蜜）洗净，沥干备用，姜切片备用。

❷以上材料放入锅中炒焦，晾干，用细纱布包好，制成茶包。

❸取茶包，用沸水冲泡后，加入少许蜂蜜调味，即可饮用。

功效 本款茶饮能理气顺肠，强脾胃，促进肠胃消化吸收。

山楂槟榔茶

原料 山楂18克，槟榔9克，陈皮6克。

制用法 ❶将山楂掰烂，同槟榔，陈皮混合制为粗末，用细纱布包好，制成茶包。

❷将茶包放入保温杯中，冲入沸水。加盖温浸 30 分钟，代茶饮用，每日 1 剂。

功效 消食导滞，理气和胃。适用于食滞型肠胃炎。

三花陈皮茶

原料 金银花、绿茶各 10 克，玫瑰花、陈皮各 6 克，茉莉花、甘草各 3 克。

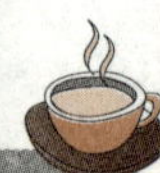

制用法 ❶将以上配方碾碎，混合后放入茶包袋中。

❷取茶包，以沸水浸泡，加盖勿泄热气，10 分钟以后可饮。小孩量酌减。

功效 治疗消化不良。

半夏苏叶茶

原料 姜半夏、紫苏叶各 9 克，陈皮 6 克，生姜汁半匙。

制用法 ❶将前 3 味制为粗末，用细纱布包好。

❷取茶包放入保温杯中，冲入沸水，加盖温浸 30 分钟，调入生姜汁代茶饮用。每日 1 剂。

功效 燥湿散寒，宽中和胃。适用于寒湿型肠胃炎。

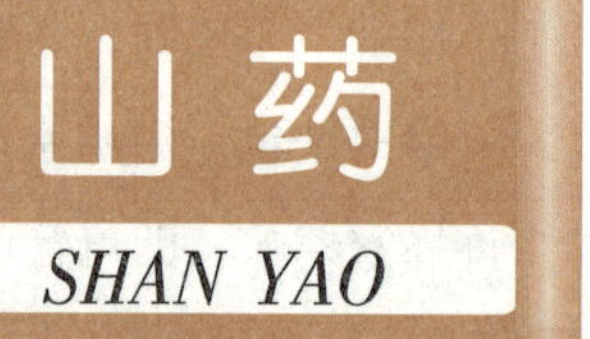

山药

SHAN YAO

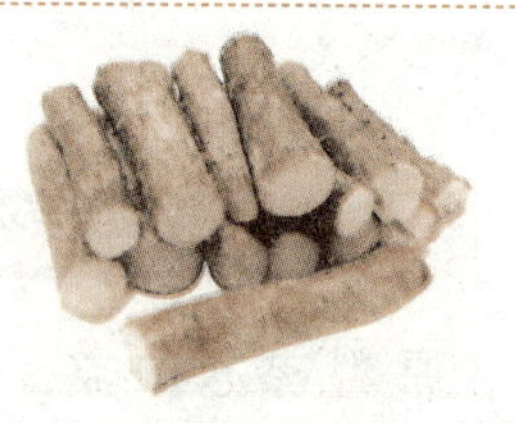

山药，在中医里称其为淮山药，是薯蓣科植物。山药含有丰富的淀粉、粘液质、氨基酸及多种维生素等营养成分，具有助消化、降血压、防止动脉硬化等功效。由于山药的营养价值较高，因此，山药是一般滋补养生常用的药材。

营养价值

山药的主要成分是淀粉，因此，山药中的一部分可以转化为淀粉的分解产物糊精，糊精能够起到助消化的作用，因此，山药也可生吃。山药所含的热量和碳水化合物仅仅是同一质量红薯的一半左右，其不含脂肪，而蛋白质的含量要比红薯高出很多。山药含有丰富的微量元素，其中钾的含量最高，所含维生素的种类和数量较少。在山药中几乎没有胡萝卜素。

功效作用

1. **降低血糖：**山药可用于治疗糖尿病。

2. **滋肾益精：**山药还有强健机体，滋肾益精的作用。适用于肾亏遗精、妇女白带多、小便频数等症。

3. **健脾益胃助消化：**山药具有健脾胃，助消化的功能，既可入药补脾胃，又可食用。不论脾阳亏或胃阴虚，都能食用。在临床上，山药可治脾胃虚弱，食少体倦，泄泻等病症。

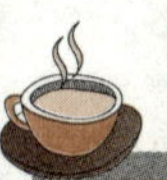

4. **延年益寿：**山药中含有丰富的营养物质，能够有效阻止血脂在血管壁的沉淀，预防心血管疾病，可以起到益智安神，延年益寿的作用。

养生小茶包

山药杜仲茶

原料 山药 50 克，杜仲 10 克，芡实 15 克。

制用法 ❶将诸药置砂锅中，炒焦，晾干，用细纱布包好，制成茶包。

❷将茶包放入杯中，用开水冲泡，代茶温饮，每日 1 剂，药渣可再煎服用。

功效 补脾益肾。适用于男子早泄。症见早泄，伴食欲不振，腰腿无力，精神疲惫，舌淡苔白，脉细。

参芪药芷茶

原料 党参、炙黄芪、山药各 15 克，白芷 6 克。

制用法 ❶将诸药置砂锅中炒焦，晾干，用细纱布包好。

❷将茶包用沸水冲泡，代茶温饮，每日1剂，药渣可服用。

功效 补肺通窍。适用于鼻炎。症见气短懒言，饮食减少，神疲乏力，鼻塞流涕，舌淡苔白，脉细。

山药川七茶

原料 山药粉8克，川七粉4克，天花粉4克，柠檬汁少许。

制用法 ❶将前3味药制成粗末，放入茶包中。

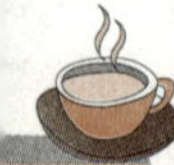

❷将茶包放入杯中，用温开水冲泡，加入少许柠檬汁，即可服用。此方为1次的分量，1天服用1～2次，15天为1个疗程。

功效 预防心血管系统的脂肪累积，使血管维持弹性，预防动脉硬化，且对消化不良引起的慢性肠胃炎和糖尿病有改善的作用。

茯苓山药茶

原料 茯苓5克，山药4克，花茶3克。

制用法 ❶将茯苓、揉碎后的山药、花茶混合放入茶包袋中。

❷用250毫升开水冲泡茶包后饮用，冲饮至味淡。

功效 健脾补肾。适用于小便多、滑数不禁。

黄芪山药茶

原料 黄芪8克，山药5克，花茶3克。

制用法 ❶将以上3味药制成粗末，放入成品茶包袋中。

❷用250毫升开水冲泡茶包后饮用，冲饮至味淡。

功效 补气益阴。适用于脾胃气弱诸症、糖尿病、慢性肠炎、慢性胃及十二指肠溃疡。

山药薏仁茶

原料 淮山药、薏苡仁各9克。

制用法 ❶淮山药、薏苡仁捣碎，混合均匀，放入茶包袋中。

❷用开水冲泡茶包，代茶饮用。

功效 常饮可使中气足、精神好、脸色佳。

第二章

中药茶疗，中草药茶包

中草药在中医治疗疾病中占据着重要的位置，对人体的健康有巨大的帮助。我国人民对中草药的探索已经有几千年的历史了，在这其间发现了不少名贵的中药。其中以人参、灵芝、何首乌、枸杞最为著名。用中药制作茶包，既方便，又省时省力，对病症的治疗有显著功效。

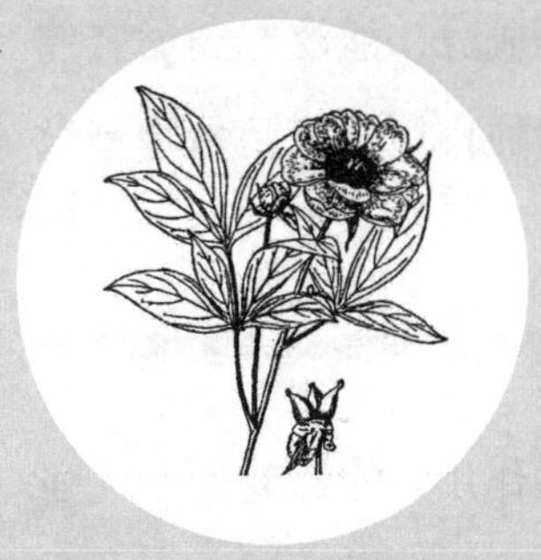

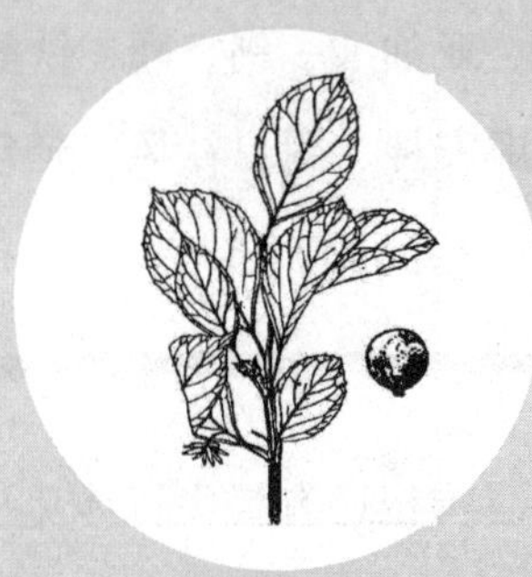

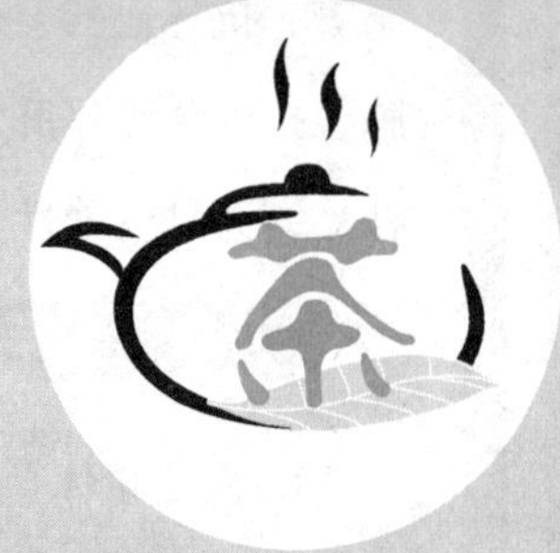

枸杞

GOU QI

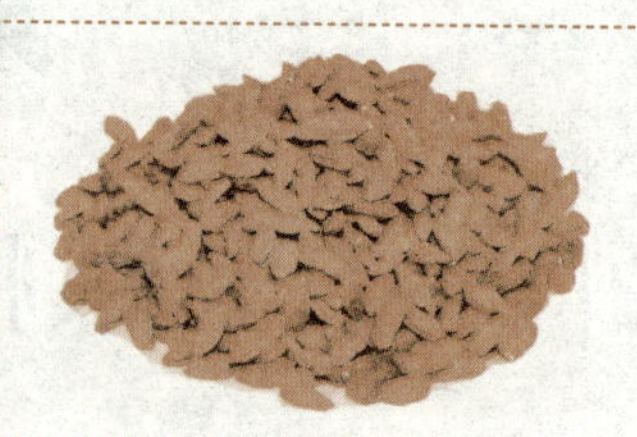

枸杞是多分枝灌木植物，果实叫做枸杞子，其中主要的药用种类为宁夏枸杞。枸杞含有丰富的营养物质，可以说全身是宝。明代李时珍《本草纲目》记载：“春采枸杞叶，名天精草；夏采花，名长生草；秋采子，名枸杞子；冬采根，名地骨皮。”枸杞还有降低血糖、抗脂肪肝的作用，常吃枸杞能抗动脉粥样硬化。另外，枸杞还能够作为园林观赏。

营养价值

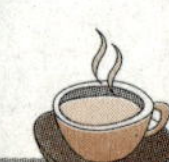

枸杞味甘美，色红润，既可以作为药材，也可以日常食用，被称为“免疫系统的卫士”、“青春的伴侣”、“癌症的克星”，具有强身健体，滋补养颜的功效。经常吃枸杞子可以坚筋骨，耐寒暑，而“枸杞养生”的说法也一直被医学家所推崇。

枸杞的果实中含有丰富的枸杞蛋白多糖、天然维生素 C、胡萝卜素、甜菜碱、抗坏血酸、烟酸、亚油酸、钙、磷、铁等营养成分，能够起到滋肾润肺、抗肿瘤、保肝、补虚安神、明目祛风、延年益寿的作用，既是植物型滋补品，又是营养性食品。

功效作用

1. **提高机体免疫力：**枸杞还有提高机体免疫力的作用，能够起到补气强精、滋补肝肾、抗衰老、止消渴、暖身体、抗肿瘤的作用。

2. **明目：**枸杞有明目的功效，因此称为“明眼子”。我国古代医家治疗肝血不足、肾阴亏虚引起的视物昏花和夜盲症，通常都会使用枸杞子。民间也习惯用枸杞子来治疗慢性眼病。

3. 降三高：调节血糖，降低血压，防治高血压、心脏病、动脉硬化等病症。

养生小茶包

枸杞芍茶

原料 枸杞5克，白芍、绿茶各3克，冰糖10克。

制用法 ❶将以上药材混合，装入茶包袋中。

❷用250毫升开水冲泡后饮用，冲饮至味淡。

功效 养血柔肝。适用于肝肾精血不足之慢性肝炎、肝硬化衄血；阴虚阳亢之头晕目眩、心悸、不寐；更年期综合征。

枸杞龙茶

原料 枸杞5克，龙胆草2克，绿茶3克，冰糖10克。

制用法 ❶将以上药材混合，装入茶包袋中。

❷用250毫升开水冲泡茶包后饮用，冲饮至味淡。

功效 补肝养血，清热除湿。适用于急性传染性肝炎；转氨酶高。

枸杞五味茶

原料 枸杞5克，五味子、龙胆草、虎杖各3克，绿茶4克，冰糖10克。

制用法 ❶将所有药材混合，碾碎，用细纱布包好，制成茶包。

❷取茶包，用沸水冲泡饮用，冲饮至味淡。

功效 滋阴养肝，解毒除湿；降转氨酶。适用于急性传染性肝炎；肝功能异常，转氨酶偏高。

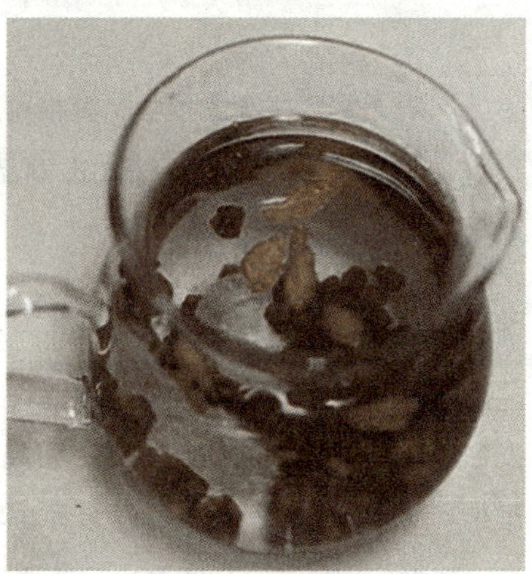

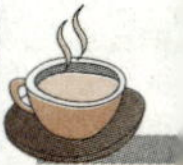

枸杞子红花茶

原料 枸杞子15克，红花5克。

制用法 ❶将枸杞子，红花放入茶包袋中。

❷用开水冲沏，代茶饮用。每日1剂。

功效 滋补肝肾，活血祛瘀。适用于肝肾阴虚、心血瘀阻型冠心病。

生精茶

原料 仙灵脾、黄精各15克，肉苁蓉、枸杞子各10克。

制用法 将以上各味药材混合，装入茶包袋中，用沸水冲泡，取汁代茶频饮。

功效 温肾益精。

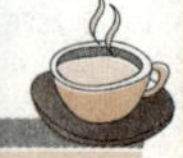

当归

DANG GUI

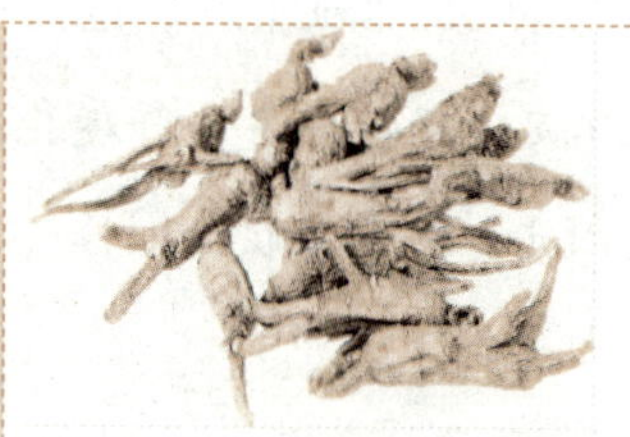

当归是多年生草本植物，其根可入药，是中药中最常用的一种药材。当归能够去腥增香，增加肉制品的药香味，因此也常用于卤制品的配料中。

营养价值

当归的营养价值很高，尤其适合女性，其主要含蔗糖、多种氨基酸、挥发油以及正丁烯、内酯、烟酸、阿魏酸和半萜类化合物，还含有维生素A、维生素E、挥发油、精氨酸及多种矿物质。除此之外，当归还具有镇静、镇痛、抗炎、抗缺氧、抗辐射损伤及抑制某些肿瘤株生长和体外抗菌的作用。

功效作用

1. **调血脂：**当归能够抑制血小板凝聚，对抗血栓、调节血脂有一定的作用。

2. **补血：**当归有促进机体造血的功能，提升红细胞、白细胞和血红蛋白含量，因此，可以起到补血的功效。

3. **降血压：**当归药理性强，有抗心肌缺血、心律失常，扩张血管，降低血压的功效。

4. **增强免疫力：**当归能够增强人体免疫力，有抗炎、保肝、抗辐射、抗氧化和清除自由基的功效。

养生小茶包

当归茶

原料 当归10克，红茶3克。

制用法 ❶将当归、红茶混合均匀，放入茶包袋中。

❷用沸水冲泡饮用，冲饮至味淡。可加糖。

功效 补血活血，调经止痛，润燥滑肠。

归芪枣茶

原料 当归、黄芪各5克，大枣、花茶各3克。

制用法 ❶将大枣洗净，掰烂，去核，同当归，黄芪，花茶制成粗末，用细纱布包好，制成茶包。

❷取茶包，用沸水冲泡，饮用。

功效 养血补气。适用于气血虚弱，神倦、疲倦、咽干；月经不调、经量少；产后气血不足；病久不愈气血枯竭；免疫功能低下；再生障碍性贫血；身体虚弱低热。

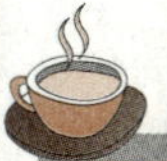

当归芍茶

原料 当归5克，白芍、花茶各3克。

制用法 ❶将以上药材混合装入茶包袋中。

❷用沸水冲泡10分钟，即可饮用。

功效 养血平肝。适用于肝硬化血虚有瘀者，经痛，湿热瘀阻之痢疾。

归苏茶

原料 当归5克，苏子、花茶各3克。

制用法 ❶将当归，苏子，花茶混合均匀，装入茶包袋中。

❷取茶包，用沸水冲泡，10分钟后即可饮用。

功效 补血，降气，消痰。适用于老年咳喘，慢性支气管炎。

当归羌茶

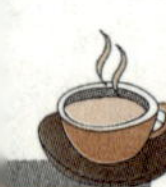

原料 当归5克，羌活、花茶各3克。

制用法 ❶将当归、羌活、花茶混合均匀，装入茶包袋中。

❷取茶包，用沸水冲泡，10分钟后即可饮用。

功效 通血脉，散寒滞。适用于冠心病因风寒诱发而加重心胸闷痛、上肢困疼。

当归川楝茶

原料 当归5克，川楝子2克，花茶3克。

制用法 ❶将当归、川楝子、花茶混合均匀，装入茶包袋中。

❷取茶包，用沸水冲泡，即可饮用。

功效 疏肝活血，调气止痛。适用于气滞血瘀少腹痛、筋脉拘挛；慢性肠炎。

当归柏仁茶

原料 当归5克，柏子仁、花茶各3克。

制用法 ❶将以上药材混合装入茶包袋中。

❷用沸水冲泡10分钟，即可饮用。

功效 养血润燥。适用于老年便秘；血虚之绝经。

当归芷茶

原料 当归5克，白芷、绿茶各3克。

制用法 将以上药材混合装入茶包袋中，用沸水冲泡饮用。

功效 活血养血，化湿解毒。适用于气血虚寒之溃疡病、疮疡肿毒、癌肿。

何首乌

HE SHOU WU

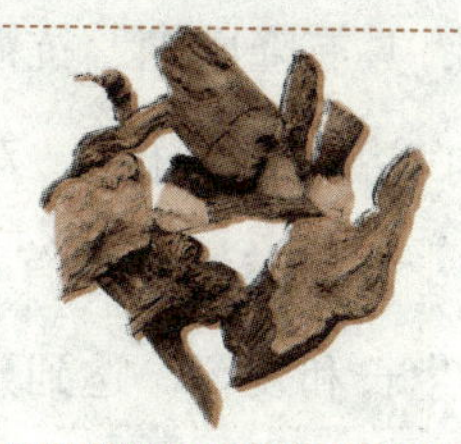

据《本草图经》中讲道："何首乌，今在处有之。以西洛嵩山及南京柘城县者为胜。春生苗叶，叶相对如山芋而不光泽。其茎蔓延竹木墙壁间。结子有棱似荞麦而细小，才如粟大。秋冬取根，大者如拳，各有五棱瓣，似小甜瓜。"何首乌的块根、藤茎及叶都能够作为药用，中药名为何首乌、夜交藤、何首乌叶。中药中，何首乌分为生首乌和制首乌。生首乌具有解毒、润肠通便、消痈的功效；而制首乌则有补益精血、乌须发、强筋骨、补肝肾的功效。

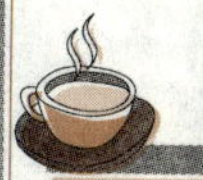

营养价值

何首乌含有大黄酚、大黄素、大黄酸、大黄素甲醚、脂肪油、淀粉、糖类、土大黄甙、卵磷脂等有效成分。何首乌具有缓解动脉粥样硬化形成的作用，并有减慢心率及增加冠脉流量的作用。除此之外，何首乌还能增强免疫功能，强壮神经，健脑益智，促进红细胞的生成。生首乌经过炮制后，其糖的含量会有所增加。药理研究发现，何首乌还能够促进人体淋巴母细胞的转化。

功效作用

1. 预防动脉粥样硬化：现代药理研究表明，何首乌含有卵磷脂、蒽醌衍生物及大黄酚等多种物质，这些物质能够抑制胆固醇的升高、减少胆固醇在肠道吸收，从而防止胆固醇在组织中沉积。这样一来便可以缓解动脉粥样硬化的形成。

2. **防治心脑血管疾病：** 何首乌中含有蒽醌类物质，这种物质可以降低胆固醇，具有降血糖、抗病毒、强心、促进胃肠蠕动等作用，同时还有促进纤维蛋白溶解活性作用，对心脑血管疾病有很好的治疗效果。

3. **健脑益智：** 何首乌有强壮神经的作用，可以健脑益智，通过促进血细胞的生长和发育，达到延年益寿的目的。中年人经常食用何首乌能够起到抗衰老的作用。

4. **延缓衰老，强身健体，保健心脏：** 何首乌中含有叫一种卵磷脂的物质，是脑组织、血细胞和其他细胞膜的组成物质，日常生活中经常食用何首乌，对神经衰弱、白发、脱发、贫血等病症都有很好的治疗效果。

养生小茶包

何首乌茶

原料 何首乌5克，红茶3克。

制用法 ❶将何首乌、红茶混合，装入茶包袋中。

❷取茶包，用200毫升开水冲泡饮用。冲饮至味淡。也可直接冲饮。

功效 补肝益肾，养血祛风；降血脂，抗菌。适用于肝肾阴亏，须发早白、头晕、遗精、腰膝酸软；慢性肝炎；痈肿；瘰疬；痔疮。

何风茶

原料 何首乌5克，防风、薄荷、绿茶各3克。

制用法 ❶将以上药材混合，装入茶包袋中。

❷用开水冲泡茶包饮用，冲饮至味淡。

功效 补血，祛风，除湿，解毒。适用于遍身疮肿痒痛。

首乌芍茶

原料 何首乌5克，白芍、绿茶各3克。

制用法 ❶将以上药材混合，装入茶包袋中。

❷用开水冲泡茶包饮用，冲饮至味淡。

功效 益肝肾，养心思以及精

力。适用于肝肾不足，心思以及精力不足，虚烦不眠、心悸不宁、头晕耳鸣；高血压、脑动脉硬化属肝肾阴虚者。

首乌决明茶

原料 决明子、东洋参、何首乌各7克，干燥荷叶4克。

制用法 ❶将决明子和荷叶先用水过滤，决明子用棉布袋包起来，然后同其他药材一同放入茶包袋中。

❷将所有药材用450毫升的热开水冲泡20分钟，即可饮用。

功效 何首乌可以降血脂，减少血液中的胆固醇；荷叶具有消暑、生津止渴、降血脂、调整肠胃功能的效果。

何首乌绿茶

原料 何首乌30克，绿茶3克。

制用法 ❶将何首乌洗净，切片，晒干研成粗末，同绿茶一同放入绵纸袋中，制成茶包。

❷用沸水冲泡茶包，加盖闷15分钟即可饮用。当茶，频频饮服，一般可连续冲泡3～5次。

功效 清热解毒，滋阴益肾，养血降脂。适用于高脂血症。大便溏泻及湿痰较重者不宜服。

加味首乌茶

原料 何首乌30克，冬瓜皮、槐角各18克，山楂15克，乌龙茶6克。

制用法 ❶将乌龙茶放入杯中备用。何首乌、冬瓜皮、槐角、山楂放入砂锅中炒焦，晾干，用细纱布包好。

❷将茶包放入杯中，用沸水冲泡代茶饮用。每日1剂。

功效 补肾益精，化瘀降脂。适用于肝肾阴亏型高脂血症。

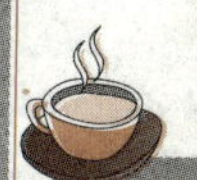

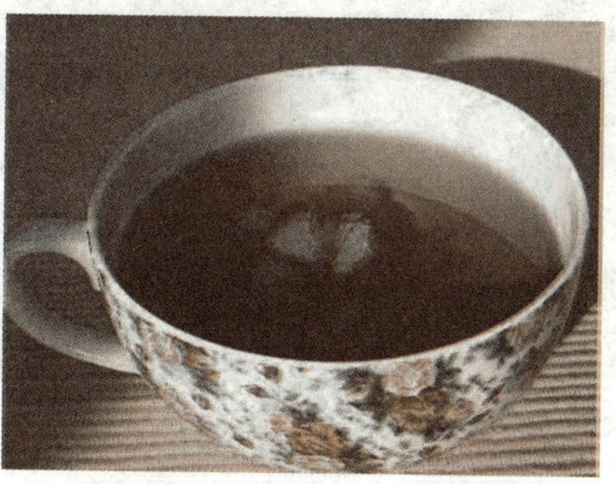

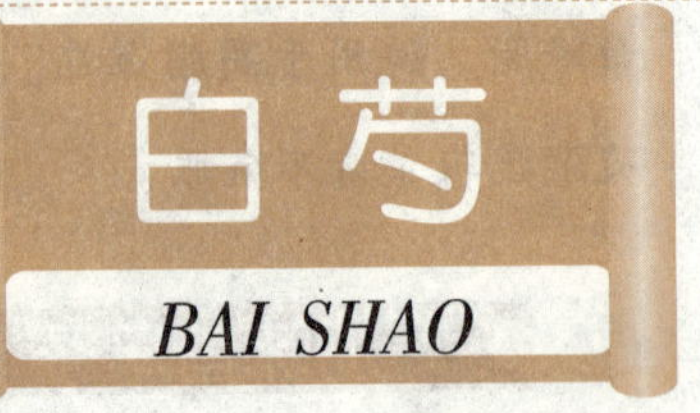

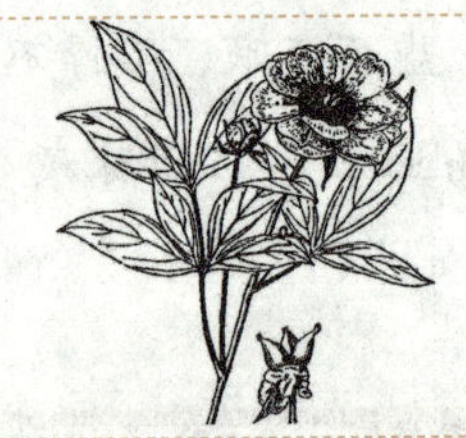

白芍是一种常用的药材，具有丰富的营养价值，是很多方剂中必需的配伍。白芍在每年的7月份可以采挖，生长周期长达4~6年。白芍对气候、土壤的适应性非常强。

营养价值

白芍含有芍药甙、牡丹酚、芍药花甙。除此之外，白芍还含有挥发油、脂肪油、树脂、糖、淀粉、黏液质、蛋白质和三萜类成分。实验研究表明，白芍总甙对大鼠佐剂性关节炎有明显的防治作用。白芍总甙对佐剂性关节炎大鼠有抗炎和机能依赖性免疫调节作用。白芍提取物能显著抑制大鼠蛋清性急性炎症水肿，对棉球肉芽肿同样有着抑制其增生的效果。

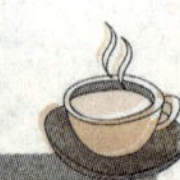

功效作用

1. 解痉：白芍对肠管和胃运动有抑制的作用。

2. 镇痛：白芍能抑制小鼠扭体、嘶叫、热板反应，对吗啡抑制扭体反应有协同作用，可以有效治疗日常疼痛。

3. 护肝：白芍对四氯化碳所致肝损伤有明显保护作用。

养生小茶包

白芍梅茶

原料 白芍5克，乌梅2枚、木瓜、绿茶各3克。

制用法 ❶将前3味药材洗净，同绿茶一同放入茶包袋中。

❷用250毫升开水冲泡后饮用，冲饮至味淡。

功效 敛肝养胃。适用于胃阴不

足，纳差、无食欲、口渴、舌红少苔；萎缩性胃炎；慢性泻痢；怀胎吐逆日久伤津；甲状腺功能亢进症。

芍姜茶

原料 白芍5克，干姜3克，红茶3克。

制用法 ❶将前2味药洗净，切片，同红茶一起放入茶包袋中。

❷用沸水冲泡茶包，10分钟后即可饮用，冲饮至味淡。

功效 温经止痛。适用于经痛；寒性胃腹痛。

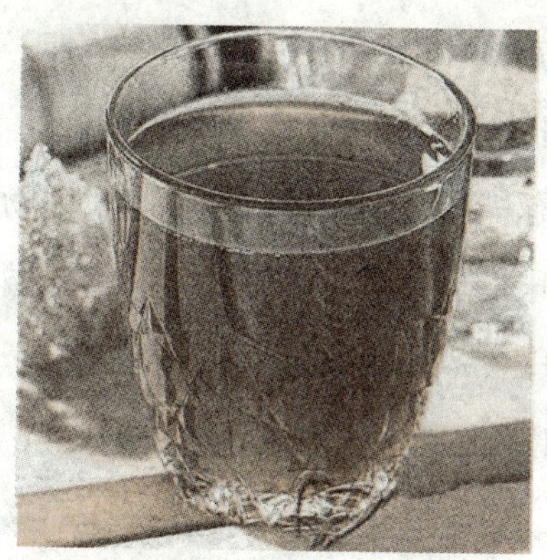

白芍茶

原料 白芍10克，绿茶3克。

制用法 ❶将白芍，绿茶一同放入茶包袋中。

❷用300毫升开水冲泡后饮用，冲饮至味淡。

功效 养血柔肝，缓中止痛，敛阴收汗；抗菌。适用于胸胁痛；阴虚发热；月经不调；泻痢腹痛；崩漏。

白芍薇茶

原料 白芍5克，白薇、绿茶各3克。

制用法 ❶将以上药材混合放入茶包袋中。

❷用250毫升开水冲泡茶包后饮用，冲饮至味淡。

功效 养阴血，清肝热。适用于高血压；阴虚血热之血尿、崩漏、经期发热、蛋白尿。

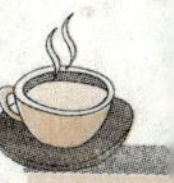

白芍钩藤茶

原料 白芍5克，钩藤、绿茶各3克。

制用法 ❶将以上药材混合放入茶包袋中。

❷用250毫升开水冲泡后饮用，冲饮至味淡。

功效 柔肝清热，平肝熄风。适用于肝阳偏亢之眩晕、高血压、目赤。

五味子

WU WEI ZI

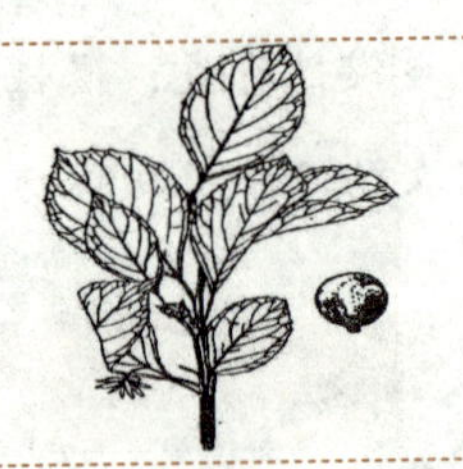

五味子含有丰富的营养价值，果实可作药用。五味子也叫“北五味子”，而华中五味子则叫做“南五味子”。著名医学家李时珍曾说：“五味今有南北之分，南产者色红，北产者色黑，人滋补药必用北产者良”。五味子五味俱有，是中药中罕见的一种药材，而且对阴虚和阳虚都有独特的疗效。在西方国家，五味子一直被叫做“东方王子”。

营养价值

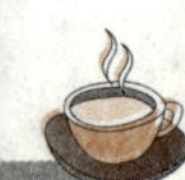

五味子能够起到保护人体五脏的作用，在我国古代，王宫贵族就已经用五味子作为强身的珍品了。五味子包含了辛、甘、酸、苦、咸五种药性，其这一独特的药性可以对人体五脏——心、肝、脾、肺及肾发挥平衡作用。

五味子含有大量的营养元素，包括了有机酸、维生素、类黄酮、植物固醇及有强效复原作用的木酚素。同时，五味子也是具精、气、神三大补益的少数药材之一。除此之外，果皮及成熟种皮含木脂素，这种物质是五味子药用的有效成分。种子含脂肪、油脂，能够用来制肥皂或机械润滑油。

功效作用

1. **保护及增强心脏机能：** 五味子有助于组织细胞的氧气交换，在临床应用中已经证实，缺氧和心肌受损的患者可以得到心脏组织保护作用。同时，五味子也可以平缓心跳频率和缓解高血压症状。

2. **保肝及再生肝脏组织：** 五味子可以促进肝脏的解毒过程，并且能够再生因滥用酒精、药物或肝炎而受损的肝脏组织。

3. **增进智能健全：** 五味子能够起到激活神经系统，促进反应能力、精神

集中力和协调作用，而且能够使人的思维清晰。

4. 养阴固精，男女皆宜：五味子具有养阴固精的功效，因此，男女均可服用，可以促进性事持久力及增进女性外阴的刺激感受性。

养生小茶包

五味子茶

原料 五味子5克，绿茶3克。

制用法 ❶将以上药材混合放入茶包袋中。

❷用沸水冲泡茶包后饮用。

功效 敛肺滋肾，生津，收汗涩精。适用于肺虚喘咳、口干、自汗冷汗；梦遗滑精；无黄疸型传染性肝炎；急性肠道感染；神经机能失调。

生脉茶

原料 五味子、人参、麦冬、花茶各5克，冰糖10克。

制用法 ❶将前4味药材混合放入茶包袋中。

❷用300毫升开水冲泡后饮用，加入冰糖调味，可反复冲泡。

功效 适用于热伤元气，肢体倦怠、气短懒言、口干作渴、汗出不啻。

五味沙斛茶

原料 五味子5克，沙参、石斛、绿茶各3克，冰糖10克。

制用法 ❶将以上药材混合放入茶包袋中。

❷用300毫升开水冲泡后饮用，冲饮至味淡。

功效 养胃益津。适用于久病伤津或者热病后伤津。

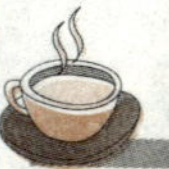

五味枸杞茶

原料 五味子、枸杞子各50克，冰糖10克。

制用法 ❶将五味子，枸杞子装在茶包袋内。

❷用沸水冲泡，加入适量冰糖调味，饮用。

功效 敛肺气，滋肾水，补肝肾，健脾胃。常饮可养阴生津。

五味子人参茶

原料 五味子、人参、麦冬各6～9克。

制用法 ❶将以上3味药材混合装入茶包袋中。

❷用开水冲泡，20分钟后即可饮用。可反复冲泡，每日1剂。

功效 补气滋肾，润燥安神。适用于低血压。

巴戟天五味子茶

原料 巴戟天15克，五味子9克。

制用法 ❶将上2味药材制为粗末，用细纱布包好，制成茶包，放入保温杯中，冲入沸水。

❷加盖温浸30分钟，代茶饮用。每日1剂。

功效 补肾壮阳，涩精。适用于肾气不固型早泄。

五味子冰糖茶

原料 五味子10克，冰糖适量。

制用法 ❶将五味子洗净，放入茶包袋中，用开水微烫。

❷以沸水冲泡5分钟，加冰糖调味，代茶饮。

功效 涩精止遗。用于早泄、遗精。

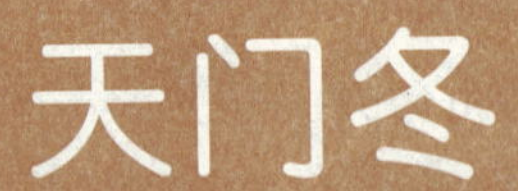

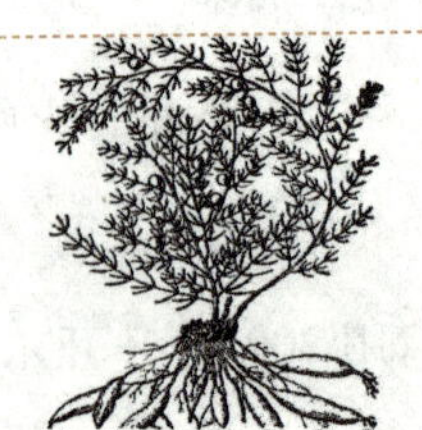

天门冬草含有丰富的营养价值，其全株无毛，通常在秋、冬季开始采挖。天门冬草性寒，味甘，微苦，能够起到养阴清热，润肺滋肾的功效。对于阴虚发热、咳嗽吐血、咽喉肿痛、消渴、便秘等病症有非常显著的疗效。

天门冬草一般栽培在肥沃的沙质土壤中，因此，湿润的气候和环境非常适合天门冬草生长，在我国的河北、山西、陕西、甘肃等省的南部至华东、中南、西南各省区都有分布。

营养价值

天门冬草含有天门冬素、甾体皂甙、粘液质、糠醛衍生物等成分。经过实验发现，天门冬草有升高血细胞、增强网状内皮系统舌噬功能和延长抗体存在时间的作用。在《名医别录》中记载“去寒热，养肌肤，益气力”。而在《日华子本草》一书中讲道“镇心，润五脏，益皮肤，悦颜色”。可见，天门冬草可以使肌肤艳丽，延缓衰老。

功效作用

1. **降糖：**天门冬具有降低血糖的作用。

2. **抗肿瘤：**经过试验发现，天门冬对急性淋巴细胞型白血病、慢性粒细胞型白血病及急性单核细胞型白血病患者白细胞的脱氢酶有一定的抑制作用。

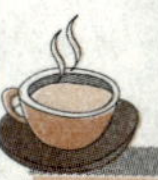

3. **抗氧化、延缓衰老：**天门冬草的提取物具有延缓衰老的作用，这是因为天门冬多糖有清除自由基及抗脂质过氧化活性的作用。

4. **抗菌：**天门冬煎剂体试验外对炭疽杆菌、甲型及乙型溶血性链球菌、白喉杆菌、类白喉杆菌、肺炎双球菌、金黄色葡萄球菌、柠檬色葡萄球菌、白色葡萄球菌及枯草杆菌都有一定程度的抑菌作用。

养生小茶包

天门冬草茶

原料 天门冬草10克，绿茶3克。

制用法 将天门冬草洗净，同绿茶一同放入茶包袋中，用300毫升开水冲泡后饮用，可加冰糖。

功效 滋阴润燥，清肺降火；抗菌，抗肿瘤。适用于阴虚发热、咳嗽吐血、肺痈、喉咙肿痛、解渴、便秘。

三才茶

原料 天门冬草5克，人参、生地、花茶各3克。

制用法 ❶将以上药材碾为粗末，混合混匀，用细纱布包好，制成茶包。

❷将茶包用沸水反复冲泡，每次20分钟，即可饮用，可加冰糖。

功效 养阴益气，润肺止咳。适用于身体虚弱、咳嗽。

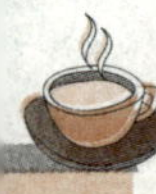

天贝茶

原料 天门冬草5克，川贝母、茯苓、阿胶、杏仁、绿茶3克。

制用法 ❶将前五味药混合，放入茶包袋中。

❷用沸水冲泡，加入绿茶，闷20分钟，即可饮用。

功效 清肺祛痰。适用于肺热咳嗽咳血、吐血、肺癌、乳腺癌。

天冬板蓝茶

原料 天门冬草5克，板蓝根、绿茶各3克。

制用法 ❶将以上3味药材混合后装入茶包袋中。

❷用250毫升开水冲泡茶包后饮用。可加冰糖。

功效 清热养阴，解毒。适用于热病发热、口烦渴、喉咙肿痛、扁桃体炎、口舌生疮。

麦门冬

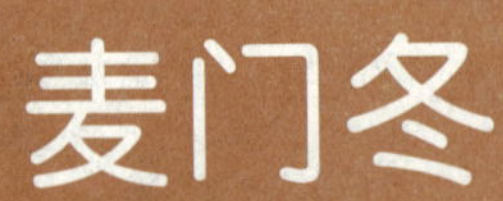

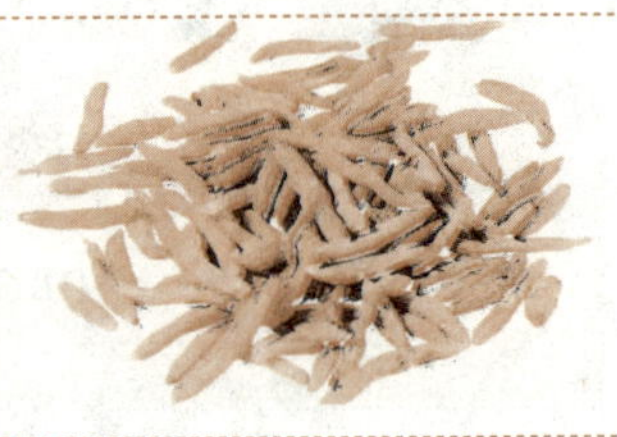

麦门冬是原药材经过去杂质，洗净晒干而制作成的中药。其性微寒味甘，微苦，须根粗壮，根的顶端或中部常膨大成为纺锤状肉质

小块。麦门冬以块根入药，主产于四川、浙江等地，是一味中医临床应用中不可缺少的中药材。

营养价值

麦门冬含有β－谷甾醇、氨基酸、多量葡萄糖及葡萄糖甙。麦门冬能够起到提高免疫功能的作用，对多种细菌有抑制作用，同时，还能增强垂体肾上腺皮质系统功能，提高机体适应能力。除此之外，麦门冬还有抗心律失常和扩张外周血管的作用，对降血糖有很好的疗效。

功效作用

1. **养阴润肺：**麦门冬主治阴虚肺燥，干咳、燥咳、劳热咳血等病症。

2. **清心除烦：**麦门冬对内热扰心有良好的功效，适用于温病邪热入营，身热夜甚，烦躁不安等症。除此之外，麦门冬还适合热伤气阴、心烦口渴、汗出体倦者、心阴不足、心烦不眠、舌红少苔者。

3. **益胃生津：**麦门冬适用于胃阴不足、舌干口渴、纳呆不饥等症状。除此之外，还可治阴虚肠燥、大便秘结者。

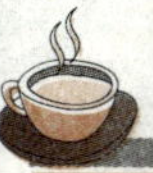

养生小茶包

麦门冬茶

原料 麦门冬5克，绿茶3克。

制用法 ❶将以上2味药材混合后装入茶包袋中。

❷用200毫升开水冲泡后饮用，可加冰糖。

功效 养阴润肺，清心除烦，益胃生津；抗菌，降血糖。适用于肺燥干咳、咯血、肺痿、肺痈、消渴、虚劳烦热、热病伤津、咽干口燥、便秘。

麦地茶

原料 麦门冬5克，生地、绿茶各3克。

制用法 ❶将以上3味药材混合后装入茶包袋中。

❷用250毫升开水冲泡或者用前2味药的煎煮液泡茶饮用。

功效 养阴清热。适用于热病烦渴、鼻出血、喉咙不利。

麦冬地骨茶

原料 麦门冬5克，地骨皮、绿茶各3克。

制用法 ❶将以上3味药材混合后装入茶包袋中。

❷用250毫升开水冲泡后饮用。可加冰糖。

功效 养肺阴，清虚热。适用于骨蒸肺痿、四肢烦热、口干渴。

麦冬夏茶

原料 麦门冬5克，半夏、人参、粳米、甘草各3克，绿茶6克。

制用法 ❶将前5味药材混合后装入茶包袋中。

❷用沸水冲泡茶包，加入绿茶，闷20分钟后饮用，冲饮至味淡。

功效 养阴益气，利喉咙。适用于火逆上气、喉咙不利、干咳咯痰。

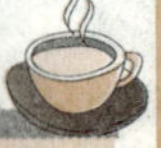

沙参

SHA SHEN

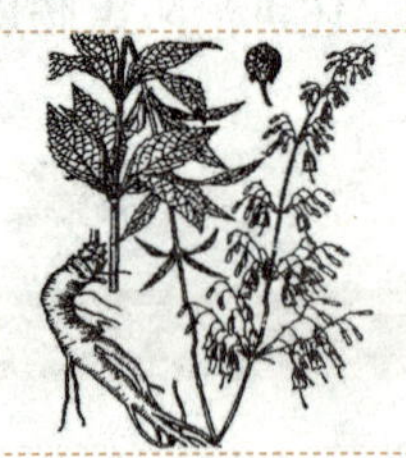

沙参富含极高的营养价值，以根入药，具有清热养阴，润肺止咳的功效，主要治疗气管炎、百日咳、肺热咳嗽、咯痰黄稠等症状。沙参还具有滋阴生津、清热凉血的功效，配合化疗用于肿瘤患者，特别是对晚期肿瘤病人血枯阴亏、肺阴虚之肺癌、消化道肿瘤术后气阴两虚或因放疗而伤阴引起的津枯液燥者有显著效果。

营养价值

现代医学研究发现，南沙参含有生物碱、挥发油等物质，能够起到降低体温、镇痛、强心等作用；北沙参含有黄酮、皂甙等物质，可以起到祛痰、抗真菌、强心等作用。南沙参养阴清热润肺化痰，适用于阴虚久咳。痨嗽痰血，燥咳痰少等症状。北沙参适用于阴虚，津液不足，咽干口渴等症状。

功效作用

1. 解热、镇痛：沙参的乙醇提取物能够让健康家兔的体温轻度下降，同时，对因伤寒疫苗引起发热的家兔也有降温、镇痛的作用。

2. 祛痰：经过研究发现，轮叶沙参水煎液对家兔有祛痰的作用。

3. 抗真菌：实验发现，沙参水浸剂在试管内对奥杜盎小芽胞癣菌、羊毛状小芽胞癣菌等致病性皮肤真菌有不同程度的抑制作用。

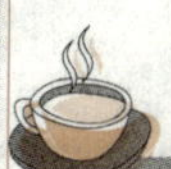

养生小茶包

沙参茶

原料 沙参10克，绿茶3克。

制用法 ❶将以上2味药材混合后装入茶包袋中。

❷用300毫升开水冲泡后饮用。可加冰糖。

功效 养阴清肺，祛痰止咳；强心，抗真菌，降血压。适用于肺热燥咳、虚劳久咳、阴伤咽干喉痛。

桑叶石膏茶

原料 桑叶、生石膏各30克，杏仁、沙参、麦冬各15克，甘草6克。

制用法 ❶将石膏打碎，同杏仁、桑叶、沙参、麦冬、甘草放入砂锅中炒焦，晾干，用细纱布包好，制成茶包。

❷将茶包用沸水反复冲泡，每次20分钟，取汁，代茶饮用。每日1剂。

功效 清热润肺。适用于燥热型急性支气管炎。

沙麦茶

原料 沙参5克，麦冬、玉竹、冬桑叶、甘草、绿茶各3克。

制用法 ❶将以上药材混合后装入茶包袋中。

❷用400毫升沸水冲泡茶包，饮用，冲饮至味淡。

功效 清肺润燥。适用于燥伤肺卫阴亏、发热咳嗽、口干渴。

黄芪沙参茶

原料 黄芪30克，沙参15克。

制用法 ❶将以上2味药材制为粗末，混合均匀后装入茶包袋中。

❷将茶包放入保温杯中，冲入沸水，加盖温浸30分钟，代茶饮用。每日1剂。

功效 补气润肺，生津止咳。适用于气阴两伤型肺炎。

地黄沙参茶

原料 生地黄、北沙参各15克。

制用法 ❶将以上2味药材制为粗末，混合后装入茶包袋中。

❷将茶包放入保温杯中，冲入沸水，加盖温浸30分钟，代茶饮用。每日1剂。

功效 滋阴清热，润燥生津。适用于阴虚胃痛。

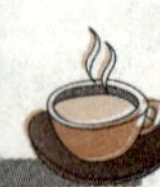

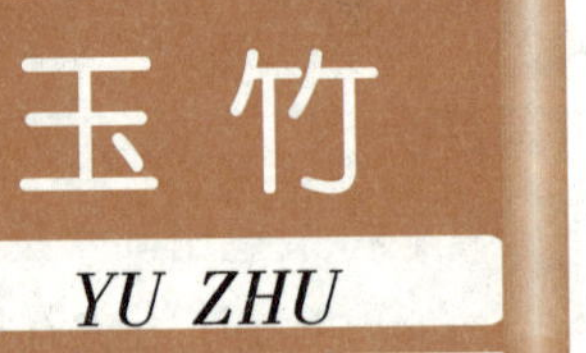

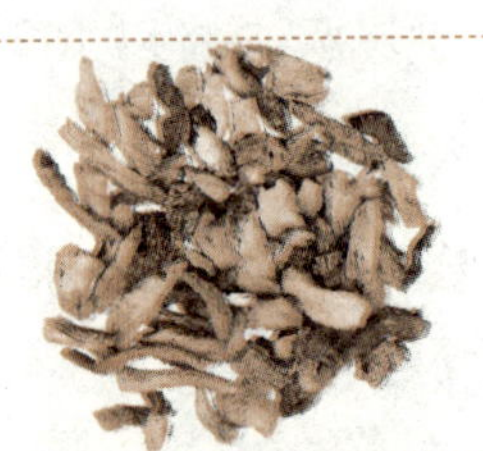

玉竹气微，味甘，嚼之发黏。养阴润燥，生津止渴。用于治疗肺胃阴伤、燥热咳嗽、咽干口渴、内热消渴。玉竹原产我国西南地区，其野生分布广泛。由于玉竹耐寒耐阴，喜潮湿环境，因此适合生长于含腐殖质丰富的疏松土壤。玉竹还可以作高级滋补食品、佳肴和饮料，具有保健养生的作用。

营养价值

玉竹含有丰富的营养价值，含蛋白质、粗纤维、尼克酸、还含有铃兰甙、铃兰苦甙、山奈酚、槲皮素、粘液质、碳水化合物、维生素，是家庭保健的上好药材。

功效作用

玉竹味甘，性寒，具有养阴、润燥、除烦、止渴的功效，适用于热病伤阴、咳嗽烦渴、虚劳发热、消谷易饥、小便频数等症状。在《本草拾遗》中记载“主聪明、调血气、令人强壮”。玉竹味甘多脂，质柔而润，是一味养阴生津的良药。

养生小茶包

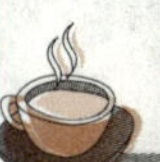

玉竹茶

原料 玉竹10克，绿茶3克。

制用法 ❶将以上2味药材混合后装入茶包袋中。

❷用300毫升开水冲泡后饮用。可加冰糖。

功效 养阴润燥，除烦止渴。适用于热病伤阴、咳嗽烦渴、虚劳发热、消谷易饥、小便频数、喉咙不利。

益胃茶

原料 玉竹5克，沙参、麦冬、生地、绿茶各3克，冰糖10克。

制用法 ❶将以上药材碾为粗末，混合后装入茶包袋中。

❷用300毫升开水冲泡茶包后饮用，冲饮至味淡。

功效 益胃生津。适用于热病汗后，对喉咙不适有利。

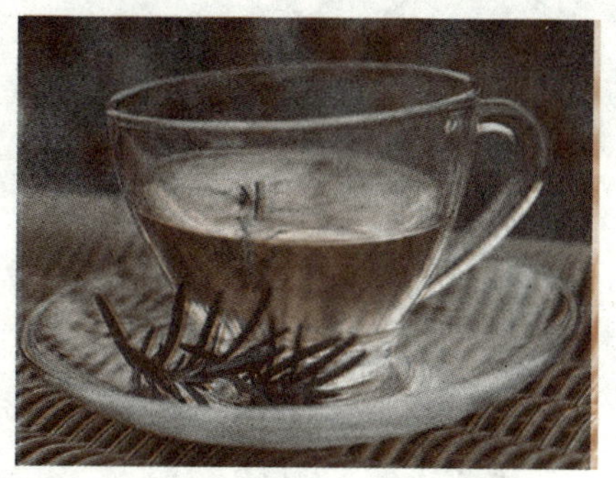

玉竹薄茶

原料 玉竹5克，薄荷、菊花、

绿茶各3克。

制用法 ❶将以上药材混合后装入茶包袋中。

❷用沸水冲泡茶包，10分钟后饮用。可加冰糖。

功效 养阴，疏表，明目。适用于外感热病后目赤肿痛、视物昏花。

玉竹桑葚茶

原料 玉竹、桑葚各12克，红枣2枚。

制用法 ❶将红枣掰碎，去核，同玉竹，桑葚一同放入茶包袋中。

❷将茶包放入杯中，用沸水冲泡，盖好盖子闷泡约15分钟后即可饮用。

功效 滋阴养血，益气安神。桑葚、红枣可以滋阴养血、补中益气；玉竹是滋阴养气补血的常用药材，有平和、温润的滋补作用，兼有除风热的功效。这款茶饮具有滋阴养血、益气安神的功效。

玉竹贝母茶

原料 玉竹、冰糖各15克，川贝母10克。

制用法 ❶将玉竹、川贝母放入砂锅中炒焦，晾干，用细纱布包好，制成茶包。

❷将茶包用沸水冲泡，加入冰糖，代茶饮用。每日1剂。

功效 养阴润肺，化痰止咳。适用于阴虚型咳嗽。

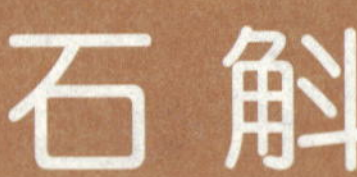

石斛

SHI HU

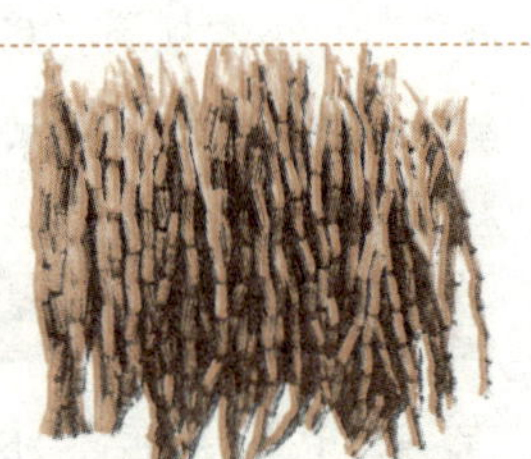

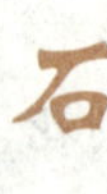

石斛味甘、淡、微苦，性微寒，含有多种维生素，是一味养胃生津的良药。其主产于四川、贵州、云南及长江流域各地。鲜石斛能

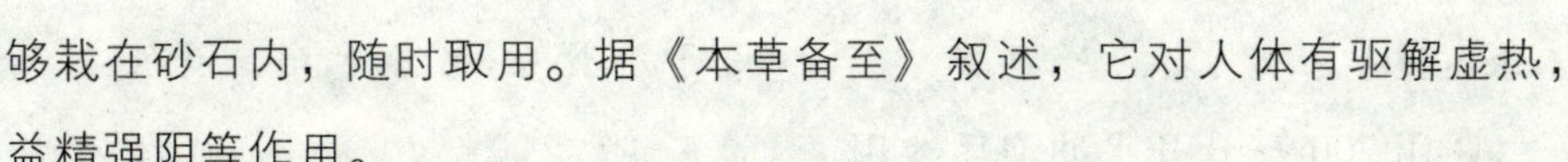

够栽在砂石内，随时取用。据《本草备至》叙述，它对人体有驱解虚热，益精强阴等作用。

营养价值

石斛含有石斛碱等多种生物碱，具有滋阴清热、养胃生津、润肺止咳、益肾明目的功效，适用于热病伤津、虚热不退、胃阴不足、口干咽燥、脘痛干呕、肺燥咳嗽、腰膝酸软、阴伤目暗等症状。石斛内含有丰富的多糖类物质。

功效作用

1. **滋养阴津：**石斛善于养阴生津，治疗阴虚津亏诸症。

2. **补益脾胃：**石斛是益胃生津的良药，《神农本草经》、《本草再新》中都有记载，是治疗胃脘痛、上腹胀痛的常用药。除此之外，口服石斛煎液能够促进胃液的分泌，增强胃的排空能力，帮助消化。

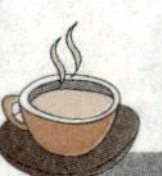

3. **增强体质：**石斛具有滋阴养血的功能，清代《药性论》中提到石斛能补肾积精、养胃阴、益气力。实验研究发现，石斛多糖具有增强免疫功能的作用。

4. **护肝利胆：**石斛有利胆作用，我国古代医家认为“铁皮枫斗”具有滋养肝阴的作用，是治疗各种肝胆症的良药，对肝炎、胆囊炎、胆结石等肝胆疾病有显著疗效。

养生小茶包

白茅根石斛茶

原料 白茅根30克，石斛5克，生姜3片。

制用法 ❶将以上药材制为粗末，用细纱布包好，制成茶包。

❷将茶包放入杯中，用沸水冲沏，代茶饮用。每日1剂。

功效 清热凉血，益胃生津。适用于胃中实热型胃痛。

石斛茶

原料 石斛5克，绿茶3克。

制用法 ❶将以上药材混合后装

入茶包袋中。

❷用 200 毫升开水冲泡后饮用。可加冰糖。

功效 益胃生津，清热养阴。适用于热病伤津，口干烦渴；病后虚热。

石斛瓜蒌茶

原料 石斛 5 克，瓜蒌、绿茶各 3 克。

制用法 ❶将以上 3 味混合后装入茶包袋中。

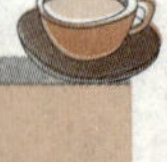

❷用 250 毫升开水冲泡后饮用。可加冰糖。

功效 生津润肺，宣肺止咳。适用于肺燥咳嗽咯干痰、慢性支气管炎。

石斛玄参茶

原料 石斛、玄参、银花各 9 克，生甘草 3 克。

制用法 ❶将以上 4 味制为粗末，混合均匀放入茶包袋中。

❷将茶包放入保温杯中，冲入沸水，加盖温浸 30 分钟，代茶饮用。每日 1 剂。

功效 滋阴清热，解毒利咽。适用于虚火型慢性咽炎。

决明子

JUE MING ZI

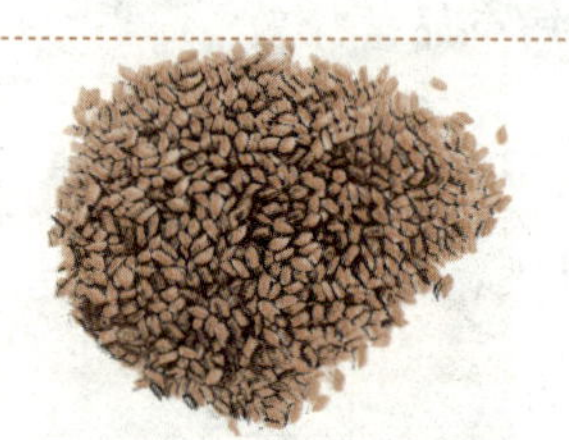

决明子为临床常用中药，其种子入药，具有清肝明目、通便的作用，适用于高血压、头痛、眩晕、急性结膜炎、角膜溃疡、青光眼、痈疖疮疡等病症。日常生活中用决明子泡茶饮用，对中老年人有降血压、润肠通便的功效。

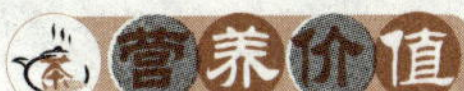

营养价值

决明子除了含有糖类、蛋白质、脂肪外，还含甾体化合物、大黄酚、大黄素等物质，包括人体必需的微量元素铁、锌、锰、铜、镍、钴、钼等。

功效作用

1. 防止青盲内障：青盲内障一般是由肝肾不足所引起。决明子具有清肝明目的功效，常与补养肝肾药，如沙苑蒺藜、女贞子、枸杞子、生地等同用，对青盲内障有良好的疗效。

2. 平喘、利胆、保肝、降压：决明子所含的大黄素、大黄酸对人体有平喘、利胆、保肝、降压的功效，另外，还有一定的抗菌、消炎作用。

3. 明目：决明子适用于目赤肿痛、羞明多泪、青盲内障等病症。

4. 降血压：现代临床研究发现，决明子可以治疗高脂血症，具有降血压的功效。

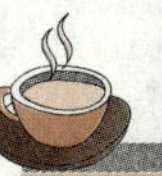

养生小茶包

杞菊决明子茶

原料 枸杞子 10 克，菊花 3 克，决明子 20 克。

制用法 ❶将枸杞子、菊花、决明子一同放入茶包袋中。

❷取茶包放入杯中，用沸水冲泡，加盖，闷 15 分钟后可开始饮用。

功效 清肝泻火，养阴明目，降压降脂。用于肝火阳亢型脑卒中后遗症，症见肢体麻木瘫痪、头晕目眩、头重脚轻、面部烘热、烦躁易怒、血压增高、舌质偏红、苔黄、脉弦。

决明子绿茶

原料 决明子、绿茶各 5 克。

制用法 ❶将决明子用小火炒至香气溢出时取出，候凉。

❷将炒好的决明子、绿茶一起装入茶包袋中，放杯中沸水浸泡 3 ~ 5 分钟后即可饮服。随饮随续水，直到味淡为止。

功效 此茶清凉润喉，口感适宜，

具有清热平肝、降脂降压、润肠通便、明目益睛之功效。适用于高血压、高脂血症、大便秘结、视物模糊等。

菊楂决明茶

原料 菊花、生山楂片各10克，决明子5克，方糖25克。

制用法 ❶将菊花、山楂片、决明子、方糖一同放入茶包袋中。

❷用开水冲泡茶包，盖紧盖浸泡30分钟，频频饮用，每日数次。

功效 本品适用于更年期综合征的肝肾阴虚，肝阳上亢的患者，凡具有头晕、头痛者，烦躁易怒，或高血压所致头晕目眩、失眠多梦者。

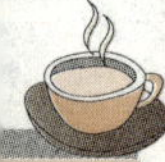

决明子蜂蜜茶

原料 炒决明子10~15克，蜂蜜20~30克。

制用法 ❶将决明子捣碎，装入茶包袋中。

❷用300~400毫升开水冲泡10分钟，加入蜂蜜搅匀服用，早晚分服，每日1剂。

功效 具有润肠通便之功，治疗前列腺增生兼习惯性便秘者。

桃仁决明蜜茶

原料 桃仁10克，决明子12克。

制用法 ❶将桃仁、决明子混合装入茶包袋中。

❷用沸水冲泡，加蜂蜜调味饮用。

功效 能活血降压、清肝益肾，适用于高血压、脑血栓形成有热象者服用。

第三章

提神醒脑，上班族必备茶包

茶自古就是提神的良药，因此，很多人在精神困乏的时候会选择茶饮来提神。尤其是上班族，在夏日的午后，昏昏欲睡，无精打采。若能在上班的时候准备一些茶包，能够起到提神醒脑的作用，而且，还具有防电脑辐射，保护视力的作用。不过，每个茶包具有各自的功效，饮用时，应根据功效有所选择。

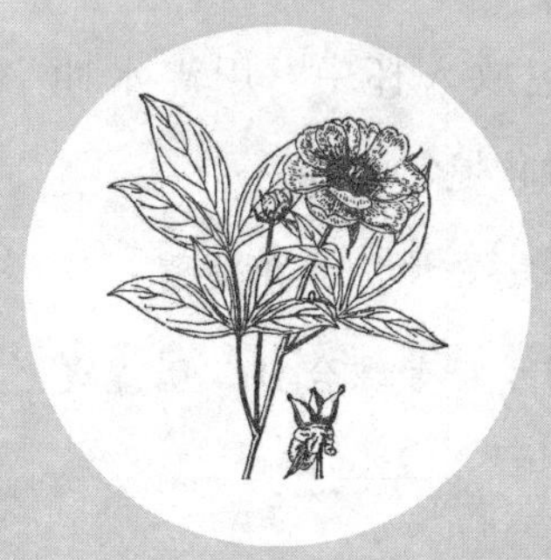

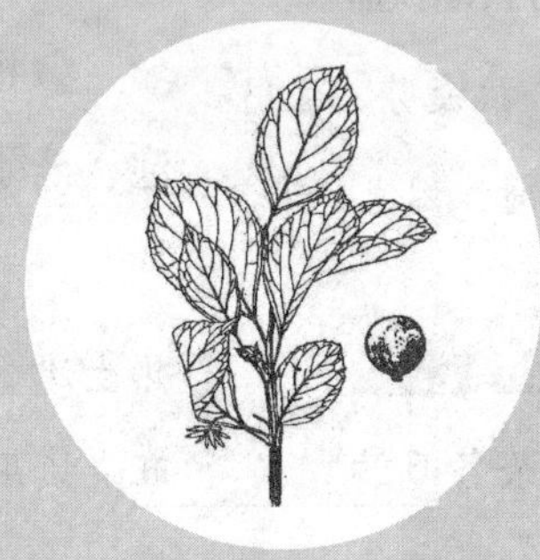

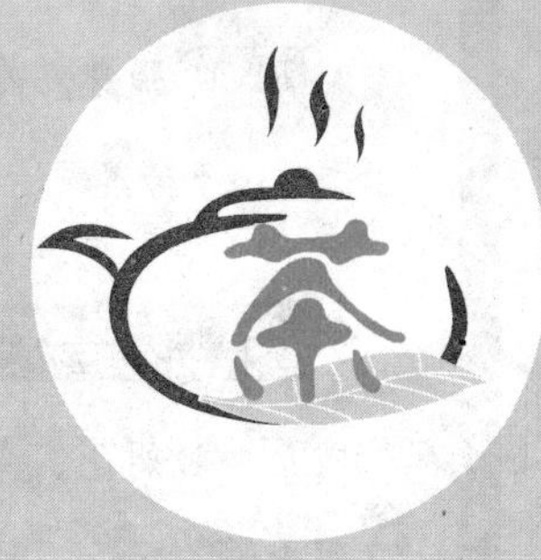

提神抗疲劳

随着社会的发展，人们的生活越来越不规律，晚睡早起是常有的事，这样就会让人一整天都无精打采的。尤其是在夏天，天气炎热，导致工作学习特别枯燥乏味，整个人昏昏欲睡，工作效率大大降低。那么，有哪些小茶包可以提神抗疲劳呢？一起来看看吧。

枸汁滋补茶

原料 鲜枸杞叶 100 克，苹果 200 克，胡萝卜 150 克，蜂蜜 15 克。

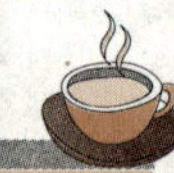

制用法 ❶将鲜枸杞叶、苹果、胡萝卜洗净。苹果去皮、核，将鲜枸杞叶切碎，苹果、胡萝卜切丁，同放入茶包袋中。

❷取茶包用沸水冲泡，调入蜂蜜，即可饮用。每日 1 剂，可长期饮服。

功效 强身，美颜，抗疲劳。适用于工作过于劳累或运动过量，困倦疲劳。

菊普活力茶

原料 菊花、普洱茶各 6 克，罗汉果 1 颗。

制用法 ❶将罗汉果洗净、压碎，将所有茶材混合放入茶包中。

❷取茶包放入茶壶中，冲入 350 毫升沸水。闷泡 10 分钟后，饮用即可。

功效 经常觉得头晕眼花、精神不佳的人，饮用此茶后，可以为身体带来活力。

人参花茶

原料 人参花 5 克，冰糖适量。

制用法 ❶将人参花及适量冰糖放入茶包袋中。

❷将茶包放入杯中，用沸水冲泡，至冰糖融化搅匀即可。

功效 补气安神，补肾健胃，清热生津。适用于疲劳综合征。阴虚火旺者慎用。

灵芝益智茶

原料 灵芝 20 克。

制用法 ❶将灵芝洗净，晾干，

切成饮片放入茶包袋中。

❷将茶包放入杯中，用沸水冲泡，加盖闷20分钟即可饮用。

功效 益气宁心，益智安神。适用于头昏健忘，心悸疲乏，面色萎黄，容颜憔悴。

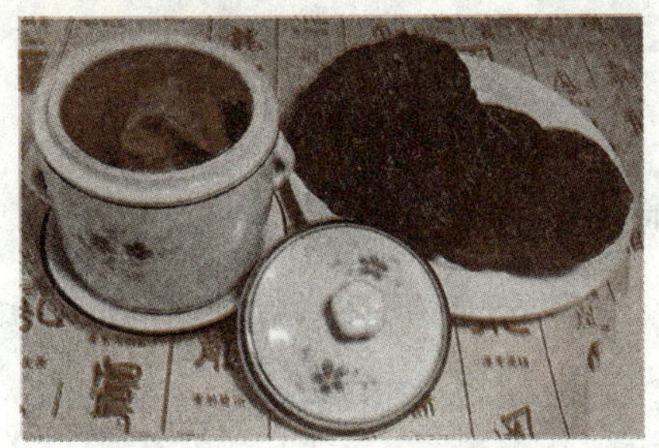

洋参麦冬茶

原料 洋参5克，麦冬10克，五味子3克，红枣2颗，冰糖适量。

制用法 ❶将红枣洗净后与洋参、麦冬、五味子同放入砂锅中炒焦，晾干后用细纱布包好，制成茶包。

❷取茶包放入杯中，用开水冲泡，加入冰糖，调匀即可。每日1剂，代茶频饮。

功效 益气养阴，健脾开胃。适用于气阴不足，精神不振，气短懒言，疲乏无力等。

蒲公英绿茶

原料 蒲公英10克，绿茶2克。

制用法 ❶将蒲公英与绿茶混合放入茶包袋中。

❷用沸水冲泡茶包，盖闷约5分钟即可饮用，每日1剂。

功效 清热解毒，清肝明目，提神醒脑。适用于用脑用目过度，导致头晕眼花，腰背酸痛，头昏脑涨，精神不振。阳虚外寒、脾胃虚弱者忌饮。

党参白术茶

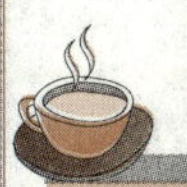

原料 党参15克，白术10克。

制用法 ❶将以上2味药材放入砂锅中，炒焦，晾干后用细纱布包好。

❷沸水冲泡茶包20分钟，滤渣取汁。代茶温饮，每日1~2剂，可反复服用。

功效 补中益气，健脾养胃。适用于长期熬夜者，有消除疲劳、增强体力的功效。

防电脑辐射

身体是革命的本钱，只有身体好，才有更大的精力投入工作。但是，上班族几乎每天都跟电脑打交道，长期电脑辐射对人体的危害不容忽视。那么，让我们看看下面的茶包小偏方，让你不再为健康担忧。

黄芪茉莉花茶

原料 黄芪 10 克，茉莉花 0.5 克。

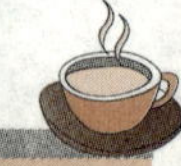

制用法 ❶将黄芪、茉莉花放入成品茶包袋中。

❷取茶包，用沸水冲泡，加盖闷泡 20 分钟左右即可。代茶温饮，每日 1 ~2 剂。

功效 可减少电脑辐射对人体的循环、免疫、生殖和代谢功能的影响，减少电磁波辐射对身体带来的伤害。

酸枣仁白菊花茶

原料 酸枣仁 10 克，白菊花 3 克。

制用法 ❶将酸枣仁，白菊花放入茶包袋中。

❷取茶包，用 85℃开水浸泡 1 小时后饮用。

功效 可预防由于电磁波辐射引起的头痛、心悸、失眠等症状。此外，还可以减少电磁波辐射加重高血压、心脏病以及痴呆症发生的几率。

枸杞子密蒙花茶

原料 枸杞子 10 克，密蒙花 3 克。

制用法 ❶将枸杞子，密蒙花放入茶包袋中。

❷取茶包，加 85℃开水浸泡 1 小时后饮用。

功效 可预防由于过高的电磁辐射对视觉系统造成的影响，如视力下降、干眼症、白内障等症状。

枸杞菊花茶

原料 枸杞子20克，决明子10克，菊花6克。

制用法 ❶将枸杞子、菊花、决明子一同装入茶包袋，放入茶壶中。

❷用沸水冲泡，加盖闷15分钟后即可饮用。

功效 滋补肝肾，对气虚胃寒有一定疗效，经常喝有防电脑辐射的作用。

陈皮决明子茶

原料 陈皮、决明子各10克。

制用法 ❶将陈皮洗净晾干，切碎后备用。

❷将决明子洗净，敲碎，同陈皮一起放入茶包袋中，装入杯中。

❸加入适量开水，冲泡20分钟后即可饮用。

功效 清肝明目，防电脑辐射。

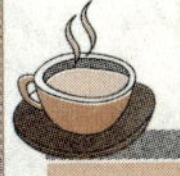

解酒醒酒

喝酒是上班族避免不了的，与领导喝酒，与同事聚会，与客户谈合同等等，各种各样的场合都需要喝酒。因此，喝醉酒就在所难免。对于上班族来说，能够及时解酒醒酒对工作和生活都有很大的好处。下面的茶包小偏方就可以达到解酒醒酒的目的。

酸枣葛根茶

原料 酸枣、葛根各10~15克。

制用法 ❶将葛根拣去杂质洗净，切片晒干。将酸枣洗净揉烂，同葛根片放入茶包袋中。

❷取茶包，用沸水冲泡，代茶饮，每日1剂。

功效 清凉，醒酒，利尿。适用于醉酒后饮用。

葛根醒酒茶

原料 葛根30克。

制用法 ❶将葛根洗净，切片，放入茶包袋中。

❷用开水冲泡，稍凉后，代茶饮。

功效 发表解肌，升阳止泻，解酒毒。适用于饮酒过量。

解酒护肝茶

原料 葛花40克，熟决明子50克，黄山贡菊50克，红茶10克。

制用法 ❶将以上药材混合放入茶包袋中。

❷用沸水冲泡茶包，盖闷5分钟。代茶饮用。

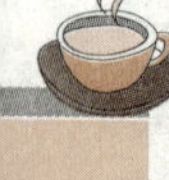

功效 饮酒人士的日常保健茶，有养胃、护肝、益肾的功效。

绿豆花茶

原料 绿豆30克，红茶10克。

制用法 ❶将绿豆、红茶一同放入茶包袋中。

❷用开水冲泡茶包，闷20分钟，代茶饮用。

功效 可以治疗急性酒精中毒。

甘草黑豆茶

原料 甘草15克，黑豆30克，绿茶5克。

制用法 ❶把黑豆，甘草放入锅中炒焦，晾干，同绿茶一起用细纱布包好。

❷将茶包放入杯中，用沸水冲泡，20分钟后即可饮用。

功效 不仅可以解酒，还能对因大量酒精产生的砒霜毒有一定疗效。

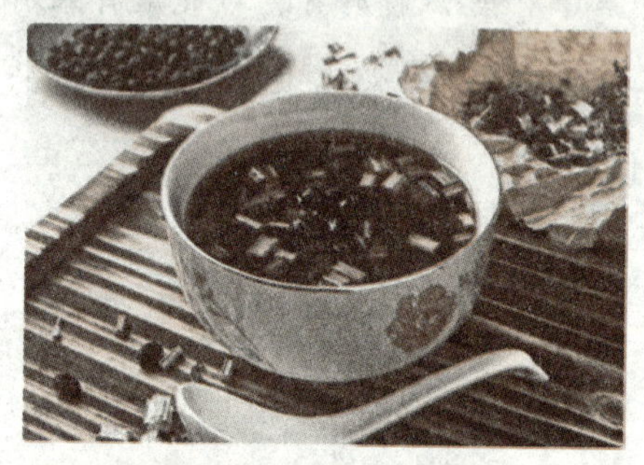

草豆蔻茶

原料 草豆蔻、绿茶各6克。

制用法 ❶将草豆蔻捣碎，同绿茶一起放入茶包袋中。

❷将茶包放入茶壶中，用沸水冲泡，代茶饮用。

功效 可以治疗轻度急性酒精中毒。

保护视力

视力的好坏至关重要，然而，生活中戴眼镜的人群却越来越多了。那么，如何保护自己的视力呢？除了保持一个好的生活习惯之外，自制茶包也不失为保护视力的好方法。

决明双花茶

原料 决明子 10 克，金银花、玫瑰花各 3 克。

制用法 ❶将决明子冲洗后沥干备用。

❷将决明子、金银花和玫瑰花混合一同放入茶包袋中。

❸取茶包放入茶壶中，冲入 500 毫升沸水，加盖浸泡 5 分钟。散发香气后，倒入杯中饮用即可。

功效 此款茶饮能清肝明目、清心去火，可治疗口干舌燥、眼睛干涩。

枸杞决明茶

原料 枸杞子 3 克，决明子 4 克。

制用法 ❶将枸杞子和决明子碾碎，用细纱布包好，放入杯中。

❷冲入沸水，闷约 10 分钟即可。代茶频饮。

功效 补肝益肾，清热明目，补脑髓，益筋骨。适用于体乏，眼睛酸涩，疲劳等。

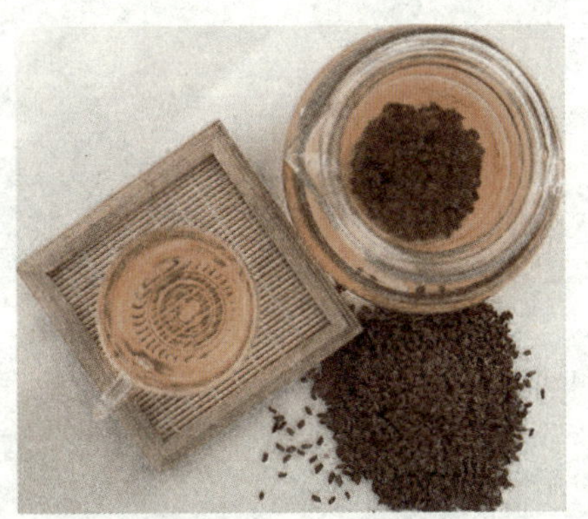

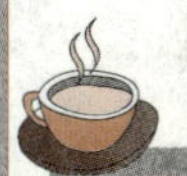

洋甘菊茶

原料 洋甘菊 3 ~ 5 克，蜂蜜适量。

制用法 ❶将干燥的洋甘菊用成品茶包装好，放到茶壶中。

❷以开水冲泡，闷约 3 ~ 10 分钟

后，变为金黄色，再加入蜂蜜一同饮用，代茶频频饮用。

功效 祛风解表，平肝明目，镇定安神。

枸杞淮山茶

原料 枸杞子、淮山药各30克，地黄、牡丹皮各15克，鹿茸胶11克。

制用法 ❶将所有药材用水过滤后放入茶包袋中，以450毫升的热开水冲泡10~20分钟后饮用。

❷枸杞子、淮山药可挑出服用。此方为1天的分量，3天服用1次，10次为1个疗程。

功效 枸杞子益精明目，常被用于明目滋阴、抗自由基以及造血等。淮山药不仅有调脾胃、助消化的作用，也有明目的功能。

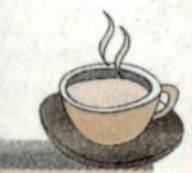

第四章

美颜减肥，为女人量身打造茶包

女人与茶是有渊源的，苏东坡说：“从来佳茗似佳人。”其实从唐代开始，茶便作了女人的美称。茶，外形似花、似眉、似雨，更有绿茶的朴素、花茶的精致、青茶的淡雅。所以将茶比作女人，最适当不过。而爱美女子，更是愿意将茶作为养生首选。

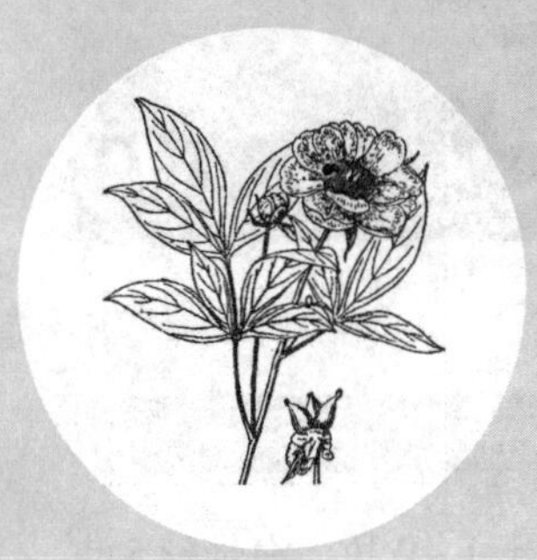

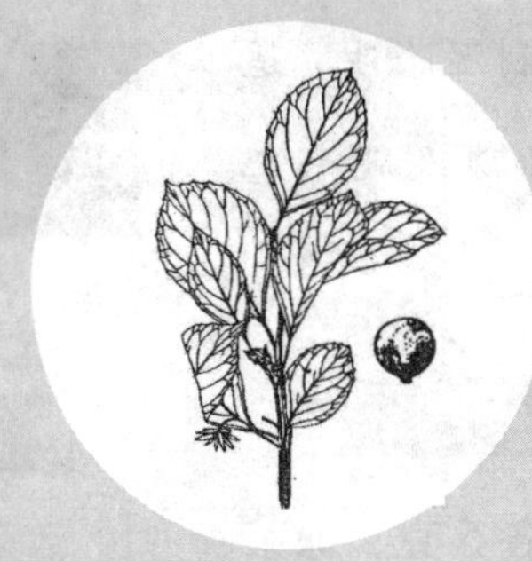

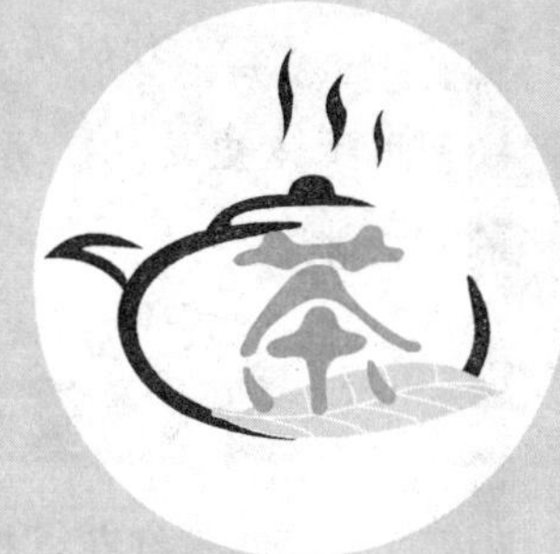

活血瘦身

随着物质生活水平的提高，人们越来越注重美，因此瘦身减肥成了备受关注的话题，各种各样的活血瘦身药和器材虽然对瘦身有一定效果，但是需要花费较长时间才能见效，另外减肥药对人体也有一定的伤害。爱美的你，不妨试一试自制茶包，对活血瘦身有很大的帮助。

冬瓜利水茶

原料 带皮冬瓜1块，丹参3克，茯苓5克，黄芪2克，枸杞子4克。

制用法 ❶先将带皮冬瓜去瓤，刷去表面绒毛，洗净后切片，同其余四味药一起用细纱布包好，制成茶包。

❷将茶包放入杯中，用沸水冲泡，代茶频饮。每日1剂。

功效 补虚活血，利湿除浊。适用于体虚乏力，并见小腹及腿部肥胖者。

红花茶

原料 红花、檀香各5克，绿茶2克，红糖30克。

制用法 ❶将红花、檀香、绿茶及红糖混合均匀，放入茶包袋中。

❷将茶包置于杯中，冲入适量沸水后，加盖闷5分钟即可，频频饮用。每日1剂。

功效 养血活血，降压降脂。适用于皮肤干燥，缺少光泽。因其具有兴奋作用，故睡前少饮，以免影响睡眠。

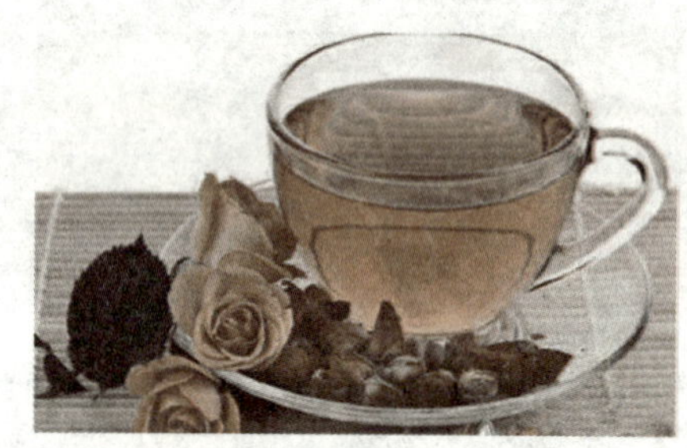

海带梅干茶

原料 梅干1~2枚，海带丝5克。

制用法 ❶将海带丝与梅干一并放入茶包袋中。

❷将茶包置于杯中，冲入100～150毫升的沸水，闷泡约30分钟即可，代茶随饮。

功效 预防肥胖。适用于因甲状腺机能衰退而使肌肉松弛出现的虚胖。

大麦山楂茶

原料 山楂干品、决明子各10克，大麦茶15克，陈皮5克。

制用法 ❶将上述材料制成粗末，混合均匀，用细纱布包好，放入茶杯中。

❷在杯中倒入沸水，用盖子闷泡约10分钟后饮用。

功效 山楂可以健胃消积，大麦不仅可以去油腻，还能促进消化。配上理气燥湿的陈皮，这款茶饮不仅能调理脾胃，而且可以促进新陈代谢，加速多余脂肪的燃烧。

桑枝茶

原料 嫩桑枝20克。

制用法 ❶将嫩桑枝切成薄片，装入茶包袋中，放入茶杯中。

❷用沸水冲泡10分钟即可。每日1剂，不拘时代茶饮用，连服2～3个月。

功效 祛风湿，行水气。适用于肥胖症。

山楂菊花茶

原料 山楂、菊花、柴胡、金银花、绿茶各6克。

制用法 ❶将山楂、柴胡、金银花放入茶包袋中。

❷取一茶杯，放入茶包、菊花、绿茶，冲入350毫升的沸水，放凉后饮用。每日1剂，可多次回冲。

功效 瘦身去脂。

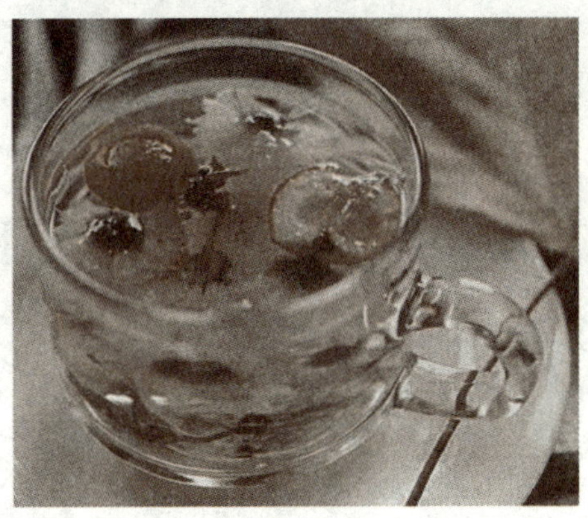

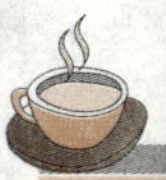

排毒养颜

美容美体是当今社会非常注重的一个方面。尤其是年轻女性，她们爱美的天性让美容成为了一种时尚，一种文化。市场上关于美容的药品也是琳琅满目，令人应接不暇。实际上，喝茶也可以达到美容的效果。不如试试下面的茶包小偏方吧。

玉竹洋参茶

原料 玉竹15克，西洋参、白芷各11克，郁金7.5克，蜂蜜或枸杞子各少许。

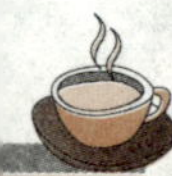

制用法 ❶将所有药材用水过滤，然后放入茶包袋中。

❷用450毫升的热开水冲泡茶包10~20分钟后，即可饮用。若要增加甜度，可酌量添加蜂蜜或少许枸杞子即可。此方为1天的分量，3天服用1次，以10次为1个疗程。

功效 玉竹对养阴润肺、延缓老化有不错的效果。郁金可以行气解郁、养颜美容。白芷具有美白肌肤、淡化面部斑点的功效。

淮山芝麻饮

原料 淮山药5片，燕麦片1匙，黑芝麻2匙，冰糖适量。

制用法 ❶将淮山药研成细末，与燕麦片、黑芝麻一起放入茶包袋中。

❷将茶包放入杯中。冲入沸水调匀后加入冰糖调味即可。

功效 滋润皮肤，有预防头发脱落和早生白发的功效。

芦荟蜜饮茶

原料 新鲜芦荟200~250克，蜂蜜4小匙。

制用法 ❶将新鲜芦荟洗净，用刀去除绿色部分的叶皮，留下透明的叶肉切小块，依据个人需要取适量装入茶包袋中。

❷用沸水冲泡茶包，调入蜂蜜拌匀即可饮用。每日1剂，代茶温饮。

功效 给肌肤补充水分，更显水灵白嫩。

润肤养颜茶

原料 生地黄12克，积雪草、生山楂各15克。

制用法 ❶将生地黄、积雪草与生山楂一并切碎捣成粗末，用细纱布包好，制成茶包。

❷用沸水冲泡茶包20分钟，加入适量白糖调味，代茶频饮。

功效 清热凉血，荣肌养肤。适用于长期饮用，可减缓肌肤衰老。

百香果汁茶

原料 百香果3颗，菠萝汁、水蜜桃汁各15毫升，蜂蜜、红茶各适量。

制用法 ❶将百香果洗净，切成2片，取出果粒备用。将百香果、红茶放入茶包袋中。

❷用沸水冲泡茶包，后加入菠萝汁和水蜜桃汁调匀。再放入蜂蜜，拌匀后饮用即可。

功效 此款茶饮含有丰富的维生素，可预防肌肤干燥，舒缓紧绷的肌肤。

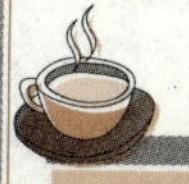

祛痘祛斑

生活中经常会听到身边的朋友抱怨，脸上又起了痘痘。有人甚至因痘痘影响到了工作和生活。然而好的祛痘祛斑产品不仅昂贵，而且效果也不是很明显。喝茶祛痘祛斑是个很好的办法，不仅快捷，而且没有副作用，是您美颜的好帮手。

杏花露

原料 杏仁12克，桂花6克，冰糖适量。

制用法 ❶先将杏仁、冰糖捣碎，同桂花一起放入茶包袋中。

❷用沸水冲泡茶包15分钟，即

可代茶饮用。

功效 乌发养颜，护肤祛斑。适用于白发早生，面有色斑者，可四季饮用。风热、湿痰咳嗽都忌饮。

荷叶饮

原料 绿茶粉15克，荷叶5克。

制用法 ❶将荷叶撕碎后与绿茶粉一起用细纱布包好，制成茶包。

❷将茶包放入杯中，冲入沸水，闷约10分钟即可。代茶频频饮用。

功效 健脾利水，清热凉血。适用于肥胖及高脂血症，症见口干舌燥，面有痤疮，且皮肤松软不结实。

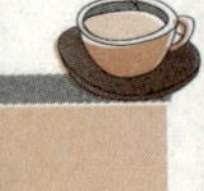

芍药花茶

原料 干芍药花瓣1茶匙，蜂蜜或红糖适量。

制用法 ❶将芍药花瓣放入茶包袋中，用沸水冲泡，闷泡约10分钟后即可。

❷可依个人口味调入适量蜂蜜或红糖。每日1次，代茶饮用。

功效 具有养血柔肝，祛斑养颜的功效，还能促进细胞新陈代谢，提高肌体免疫力，延缓皮肤衰老。

果红饮

原料 山楂15克，金银花5克，冰糖100克。

制用法 ❶先将山楂掰碎，去核，和金银花一同放入茶包袋中。

❷用沸水冲泡20分钟，放少量冰糖调味即可。

功效 健脾开胃，清热解毒。适用于暑热烦渴，容面疮疖。

桃花茶

原料 桃花（干品）4克，冬瓜仁5克，白杨树皮3克。

制用法 ❶先将桃花用清水洗净，再入盐水中反复浸泡清洗均匀，沥干，与冬瓜仁、白杨树皮一起放入茶包袋中，制成茶包。

❷将茶包置于茶杯中，倒入沸水冲泡10分钟后即可饮用。可适当添加蜂蜜以调味。可以反复冲泡3～4次。

功效 活血化瘀，养颜祛斑。利水，通便。适用于面部有黄褐斑、雀斑、黑斑、水肿、脚气、痰饮、积滞、二便不利。不可长期饮用。孕妇及月经量过多的女子忌用。

去斑白皙茶

原料 葡萄柚、橙子各2个，柠檬半个，蜂蜜15克，红茶包1个。

制用法 ❶将葡萄柚、橙子和柠檬洗净，切片，同红茶一起放入茶包袋中。

❷用沸水冲泡茶包，10分钟后调入蜂蜜搅匀即可饮用。

功效 此茶富含维生素C，能够有效淡化色斑。

鸡血藤茶

原料 鸡血藤10克。

制用法 ❶将鸡血藤碾碎，放入茶包袋中。

❷用沸水冲泡20分钟，代茶温饮。每日1剂，药渣可再煎服用。

功效 养血活血，润肤淡斑。适用于面部色斑。

清火安神

经常会看到身边的朋友出现上火症状。人一旦上火就会显得非常浮躁，容易发脾气，会影响正常的生活。喝茶能够让人心情舒缓，减少压力，具有清火安神的功效。因此，上火的朋友，不妨看看下面的自制茶包偏方。

大黄绿茶

原料 绿茶5克，大黄2克。

制用法 ❶将绿茶、大黄一同装入茶包袋，放入茶壶中，用沸水冲泡。

❷饮用2次，每日1剂，大黄可连续冲泡。

功效 具有清热、泻火、通便、去脂、消积的功效，适用于高血脂及肥胖症，常饮此茶还可延缓衰老。

姜黄陈皮绿茶

原料 姜黄、陈皮各10克，绿茶3克。

制用法 ❶将姜黄、陈皮洗净，

与绿茶一同装入茶包袋。

❷将茶包放入茶壶中，用沸水冲泡，加盖闷15分钟，即可。频频饮用，一般每袋可连续泡3～5次。

功效 活血行气，散瘀降脂。血虚而无气滞血瘀者忌服。

香菜葱姜茶

原料 香菜30克，葱叶10克，生姜3克，红糖适量。

制用法 ❶将香菜，葱叶切碎，生姜切片，一同放入茶包袋中。

❷用沸水冲泡茶包，10分钟后即可饮用。代茶饮，每日1～2次。

功效 消食下气，散寒祛瘀，解毒消肿。

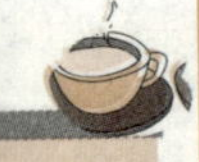

珍珠绿茶

原料 珍珠粉10克，绿茶3克。

制用法 ❶将绿茶装入茶包袋中，放入茶壶中，冲入300毫升沸水后，加盖闷泡3分钟。

❷加入珍珠粉调匀，即可饮用。

功效 此款茶饮能促进肌肤细胞再生，解毒清热，抗皮肤氧化。

第五章

呵护健康，家庭保健茶包

中国人自古就有饮茶的习惯，茶不仅是一种能解渴的饮料，同时还是一种家庭日常养生保健的良药。家庭自制保健茶，经济实惠，方便快捷。许多人喜爱喝茶，这是因为，茶不仅有益于人体健康，而且能够起到延年益寿，抗衰延老的作用。好的茶包配方不仅可以治疗儿童疾病，而且对孕妇健康也有着良好的效果。因此，日常生活中准备适合家庭喝的茶包是非常有必要的。

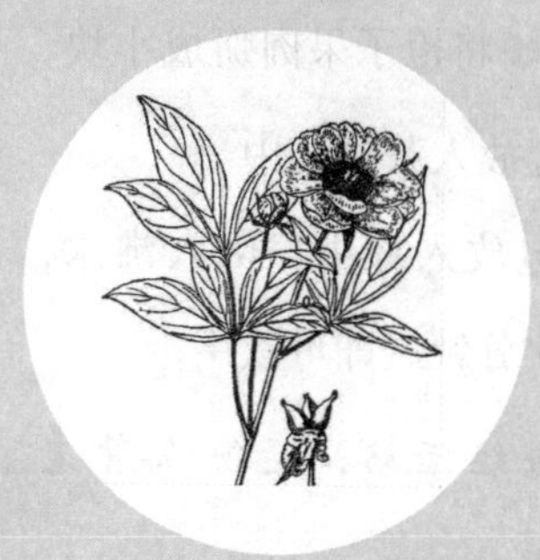

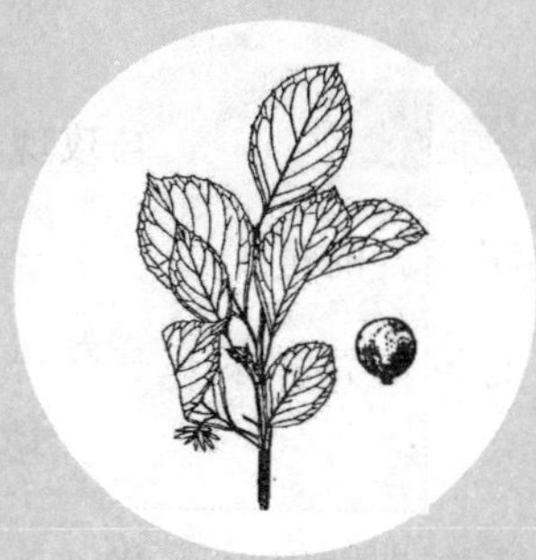

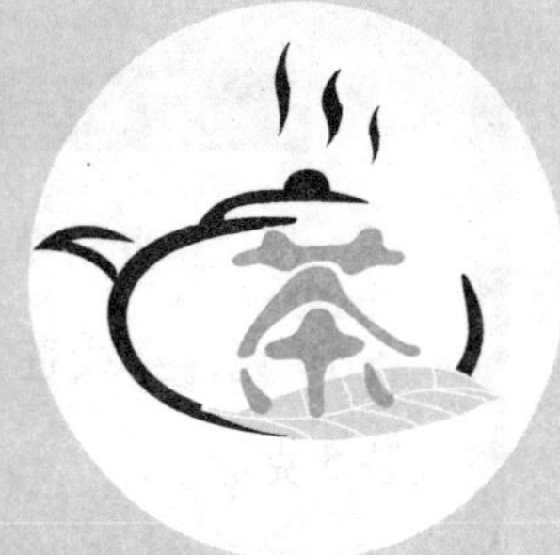

老人长寿

老年人的健康问题是我们长期关注的一个问题。由于老年人随着年龄变大，身体状况越来越差，生活中难免会出现一些小病。那么，如何让老年人的健康得到保障呢？除了要好好照顾他们的生活起居，老年人的饮食也应该多加注意。实际上，喝茶就是很好的延年益寿的方法。

乌龙冬瓜茶

原料 乌龙茶 5 克，冬瓜皮 25 克，山楂肉 20 克。

制用法 ❶将冬瓜皮、山楂肉、乌龙茶放入砂锅中炒焦，晾干，用细纱布包好，制成茶包。

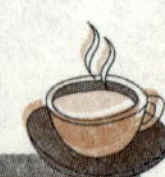

❷将茶包放入杯中，加入开水，泡 20 分钟左右即可。

功效 抗衰老，防病保健。

夏枯草枸杞茶

原料 夏枯草、决明子、枸杞子各 10 克，金线莲、川七各 6 克，绿茶 5 克。

制用法 ❶将以上所有药材用水过滤，装入茶包袋中。

❷将茶包放入杯中，加热水 500 毫升闷泡 10 分钟后滤汁即可饮用。

功效 养肝补肝，美容抗衰老。

夏枯草可以缓和眼睛肿痛，并具有清肝明目的保健功效。决明子可祛风热、明目。枸杞子具有补肾益精、养肝明目的保健功能，是滋补、美容、长寿的食材。

玫瑰香橙茶

原料 玫瑰花干品 3 朵，橙子 1 个。

制用法 ❶将橙子果肉掰成小块，与玫瑰花一起放入茶包袋中。

❷取茶包放入杯中，倒入沸水，盖好盖子闷 5 分钟后即可饮用。

功效 通经活络，延缓血管老化，美容养颜。

勿忘我菊花茶

原料 勿忘我、菊花各 5 朵。

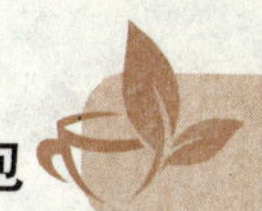

制用法 ❶将勿忘我、菊花一起放入茶包袋中。

❷取茶包放入杯中，倒入沸水，盖盖子闷泡约5分钟后饮用。

功效 促进脂肪燃烧，降压明目。这款茶饮具有清热解毒、清心明目、养阴补肾、减脂的功效。

杞菊芝麻茶

原料 枸杞子、黑芝麻、何首乌各16克，杭菊花10克。

制用法 ❶将以上配方制成粗末，用细纱布包好，制成茶包。

❷用沸水冲泡茶包，10分钟后即可，代茶饮。

功效 补肝肾，滋阴养血，抗衰老。

人参茶

原料 茶叶15克，五味子20克，人参10克，桂圆肉30克。

制用法 ❶将以上材料捣成小块，分成5份，分别装入茶包中。

❷每次饮用时取1包，用开水冲泡，10分钟后即可饮用。

功效 滋肝补阴，降血压，降血糖，延年益寿。

首乌松针茶

原料 何首乌30克，冬瓜皮18克，山楂肉15克，乌龙茶3克。

制用法 ❶将以上材料制成粗末，混合均匀，分成4等份，装入茶包袋中。

❷每次取1份，用热水冲泡饮用。

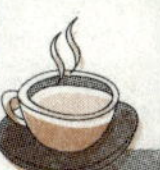

功效 清热解毒，化瘀活血，延年益寿。

柚子皮茶

原料 柚子皮200克。

制用法 ❶将洗净的柚子皮切成细条晾干。

❷每10克柚子皮放入1个茶包中，用沸水冲泡10分钟，代茶饮用。

功效 抗衰老，抗氧化，补气活血。

儿童健康

孩子是家庭的希望，是祖国的未来，因此，家长不仅要关心孩子的学习，更要多关心孩子的健康。下面的自制茶包对儿童日常保健有很好的疗效，而且，制作方便快捷，是家长必备的茶包偏方。

健脑地黄茶

原料 熟地黄、麦门冬、红枣各20克，远志6克。

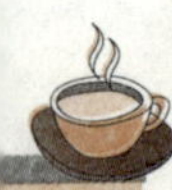

制用法 ❶将以上材料制成粗末，放入茶包中。

❷取茶包，用开水冲泡，代茶饮。

功效 熟地黄有滋阴养血之功能；麦门冬能益胃润肺，清心除烦；红枣可补血安神；远志具有安神益智、祛痰解郁等功效。因此本品可补肾健脑，增强儿童的记忆力。

乌梅甘草茶

原料 乌梅7颗，苦楝皮、甘草各6克。

制用法 ❶将茶材捣碎，用细纱布包好，制成茶包。

❷将茶包放入杯中，用开水冲泡饮用，每日1次。

功效 乌梅可收敛生津，安蛔驱虫；苦楝皮清热杀虫。因此，本品可用于辅助治疗小儿蛔虫病，并且甘草的味道比较甘甜，孩子也比较容易接受。

车米茶

原料 炒车前子、炒米仁各9克，红茶1克，白糖适量。

制用法 ❶将以上材料共研细末，每次取粉末3克，用茶包袋装好。

❷用开水冲泡茶包，代茶饮。每日2次。

功效 止泻。用于小儿泄泻。

姜丝止泻茶

原料 干姜丝、绿茶各3克。

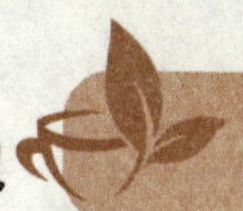

制用法 ❶将以上材料混合均匀，放入茶包袋中。

❷以沸水150毫升冲泡，加盖温浸10分钟，代茶饮。饮完可再冲滚开水1次，继续饮用。

功效 用于小儿腹泻。

地耳草铁苋茶

原料 地耳草15克，铁苋菜、草梧桐各10克，小飞扬12克，甜菊叶6克。

制用法 ❶将地耳草、铁苋菜、小飞扬、草梧桐、甜菊叶等药材清洗、用水过滤，用细纱布包好，制成茶包。

❷将茶包放入杯中，用450毫升的热开水冲泡10～20分钟后，即可饮用。此方为1份的分量，3天服用1次，10次为1个疗程。

功效 铁苋菜可补气清热，有助于湿疹的改善。草梧桐可以预防肌肤的敏感症状。

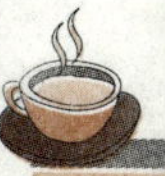

孕妇健康

女性身体健康，不仅利于自己，也对下一代身体素质产生较大影响。尤其是孕妇，正是身体需要调养的关键时期，在日常饮食方面一定要多加注意。选对茶包对孕妇的调养能起到较好的帮助。

苏叶生姜茶

原料 紫苏叶、生姜各10克。

制用法 ❶将上2味药材混合，放入茶包袋中。

❷将茶包放入杯中，用沸水冲泡20分钟，代茶温饮，每日1剂，药渣可再煎服用。

功效 温中止呕。适用于妊娠剧

吐。症见胃脘不适，恶心欲呕，怕风寒，喜暖，口淡不渴，舌淡苔白。

苏婆陈皮茶

原料 苏梗6克，陈皮3克，生姜2片，红茶1克。

制用法 ❶将前3味剪碎与红茶一起放入茶包袋中。

❷以沸水闷泡10分钟即可。每日1剂，可冲泡2~3次。代茶，不拘时温服。

功效 理气和胃，降逆安胎。适用于妊娠恶阻，恶心呕吐，头晕厌食，或食入即吐等。

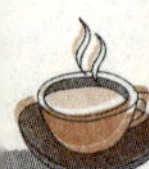

五皮芪术茶

原料 茯苓皮15克，五加皮4克，大腹皮、生黄芪各10克，桑白皮5克，生姜皮6克，白术12克。

制用法 ❶将上药共制粗末，分成10份，装入茶包袋中。

❷每次取1份用沸水冲泡，加盖闷30分钟，代茶饮用。每日1剂。

功效 健脾益气，利水消肿。适用于妊娠水肿，症见面目四肢浮肿或遍及全身。

川芎止痛茶

原料 川芎不拘量，腊茶5克。

制用法 ❶将川芎研末备用。

❷每日2~3次，每次取川芎末6克，川腊茶放入茶包中，用沸水冲泡，取汁候温送服。

功效 补气益血，活血止痛。适用于产后头痛、气虚头痛等。

白术砂仁茶

原料 白术10克，砂仁5克。

制用法 ❶将上2味药材制成粗末，用细纱布包好，制成茶包。

❷用沸水冲泡茶包，代茶温饮，每日1剂，药渣可再煎服用。

功效 健脾安胎。适用于胎动不安。症见妊娠妇女下腹不适，或阴道少量血丝，伴面色萎白，饮食减少，气短神疲。

第六章

日常保健，调养怡神茶包

随着社会的发展，现代人越来越注重养生保健。日常生活保健成了人们生活中必不可少的一部分。那如何能够获得健康，减少生病呢？自制保健茶包则是非常不错的选择。茶包不仅可以让人身心舒适，还能为人体带来丰富的营养物质，对常见疾病的治疗也有良好的效果，是日常保健的良方。

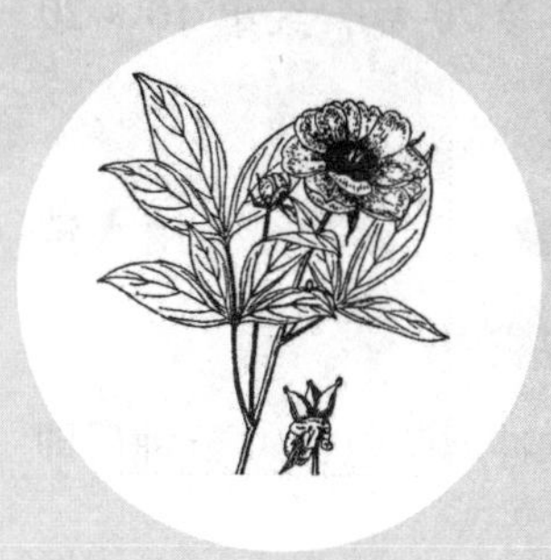

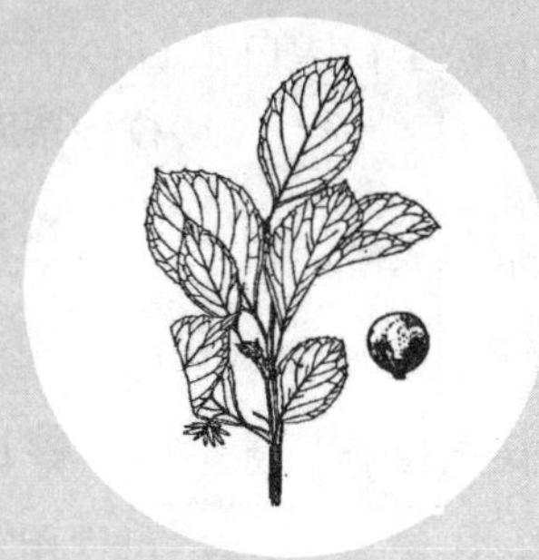

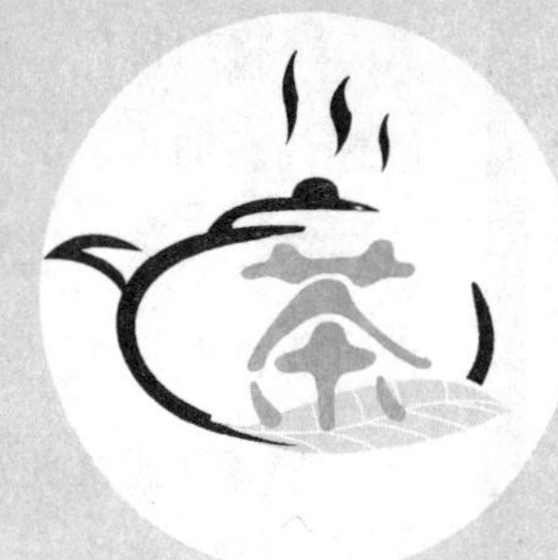

调养方

生活中经常会遇到身体不适的情况，比如头痛、发热、失眠、乏困。这些虽然都是小痛小病，但是，对工作学习都有极大的影响。喝茶可以调养身体，不仅能够让我们身心放松，而且可以达到延缓衰老，益精悦颜的效果。

八仙茶

原料 细茶500克，净芝麻375克，净花椒75克，净小茴香150克，泡干白姜、炒白盐各30克，粳米、黄粟米、黄豆、赤小豆、绿豆各750克。

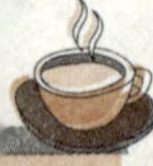

制用法 ❶将上述材料研成细末，和合一处，外加麦面，炒黄熟，与前药材等分拌匀，瓷罐收贮。

❷将胡桃仁、南枣、松子仁、白砂糖任意加入。

❸每次取3匙放入茶包袋中，用白开水冲服。

功效 益精悦颜，保元固肾。适用于四五十岁中寿之年延缓衰老。

虾米茶

原料 干虾米十几粒，茶3克。

制用法 ❶将干虾米、茶混合放入茶包袋中，制成茶包。

❷用沸水冲泡，温后送服，虾仁可食用。

功效 提神，滋补。可增加营养，维持身体正常机能，提高抗病力。

党参红枣茶

原料 党参20克，红枣10～20枚，茶叶3克。

制用法 ❶将党参、红枣用水洗净，放入茶包袋中。

❷用沸水冲泡茶包，10分钟后即可饮用。

功效 补脾和胃，益气生津。适用于体虚，病后饮食减少，大便溏稀，体困神疲，心悸怔忡，妇女脏躁。

返老还童茶

原料 槐角、冬瓜皮各 18 克，何首乌 30 克，山楂肉 15 克，乌龙茶 3 克。

制用法 ❶前 4 味洗净，用擀面棒碾碎，放入茶包袋中。

❷用热水冲泡茶包，即可饮用。乌龙茶用药汁蒸服，作茶饮。

功效 清热、化瘀，益血脉。可增强血管弹性，降低血中胆固醇含量，防治动脉硬化。

牛乳红茶

原料 鲜牛乳 1000 克，红茶、食盐适量。

制用法 ❶把红茶，食盐混合放入茶包袋中。

❷牛乳煮沸，放入杯中。

❸用沸水冲泡茶包，将牛乳放入，和匀，当茶饮用。

功效 益气填精。久服令人体健而润泽，为滋补之佳品。

麻花糖茶

原料 芝麻、花生、茉莉花茶、白砂糖适量。

制用法 ❶把芝麻炸成金黄色，把花生炸得油亮，拌进茉莉花茶，加上白砂糖，拌匀碾碎，用细纱布包好，制成茶包。

❷用白开水冲泡茶包，即可饮用，滋味甘醇。

功效 养阴润燥，通经理肺。适用于防病保健，抗衰延年。

三生茶

原料 生米、生姜、生茶叶各适量。

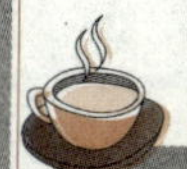

制用法 ❶将前 3 味用擀面棒碾碎，用细纱布包好，制成茶包。

❷将茶包用沸水冲泡，代茶饮。

功效 清热解毒，通经理肺。有防病保健，延年抗衰之效。

红菌茶

原料 红茶 5 克，糖 5 匙，菌种少许。

制用法 ❶用 2 个洗净的广口瓶或奶瓶，煮沸消毒后备用。

❷将茶叶、糖放入茶包袋中，开水冲泡，冷却至 20～30℃。

❸把液汁倒入广口瓶，接上选好

的菌母膜，并倒入母液，然后用纱布包扎瓶口，放通风处，避光发酵。

❹约1周后待红茶菌生长、繁衍到一定量时，即可饮用。每天3次，每次1杯。饭后饮用效果最佳。

功效 帮助肠胃消化，增强吸收能力和降低血脂，延年益寿。可治多种慢性疾病，如高血压、胃肠炎、神经衰弱等。

大黄茶

原料 绿茶6克，大黄2克。

制用法 ❶将绿茶，大黄放入茶包袋中，制成茶包。

❷用沸水冲泡茶包，随渴随饮。

功效 本方有清热、泻火、通便、消积、去脂之功效，常饮此茶可延缓衰老。

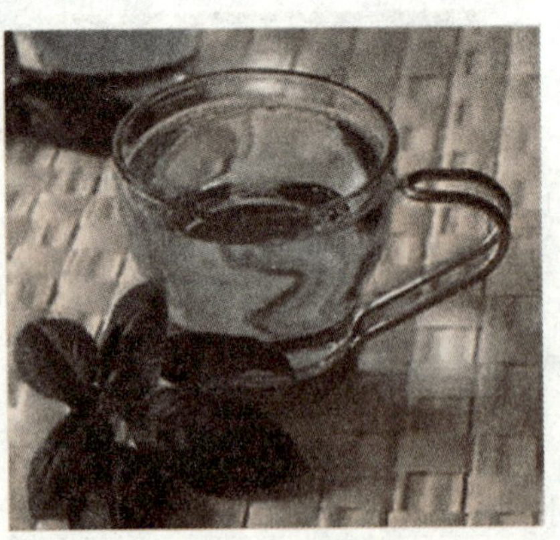

素馨花茶

原料 茶叶10克，素馨花7克，春砂仁6克。

制用法 ❶先将春砂仁切碎，然后混合茶叶、素馨花一起放入茶包袋中。

❷用沸水冲泡，代茶频饮。

功效 安神益阴，消除疲劳。

白芝麻茶

原料 茶叶3克，白芝麻适量。

制用法 ❶将白芝麻放入锅中焙黄。

❷同茶叶一起放入茶包袋中，用开水冲泡茶包，饮用。

功效 补气养血，补虚弱，抗老防衰。

珍珠茶

原料 珍珠、茶叶适量。

制用法 将以上材料研为细粉，放入茶包袋中，沸水冲泡，热饮。

功效 润肌泽肤，葆青春，美容颜。适用于面部皮肤衰者等。

绞股兰茶

原料 绞股兰 10 克，绿茶 2 克，白糖适量。

制用法 ❶将绞股兰焙干，研粗末与茶叶一起放入茶包袋中，制成茶包。

❷取茶包，用沸水冲泡 10 分钟即可。加白糖调味饮服。

功效 补五脏，强身体，却病抗癌。适用于体弱多病者。

冰糖蜜茶

原料 蜂蜜 10 克，茶叶 5 克，冰糖适量。

制用法 ❶将茶叶，冰糖碾碎，放入茶包袋中。

❷用开水冲泡，调入蜂蜜饮用。

功效 止渴养血，润肺益肾。

粳米白糖茶

原料 茶叶 10 克，粳米 50 克，白糖适量。

制用法 ❶将茶叶放入茶包中，用沸水冲泡。

❷加入适量粳米和白糖，搅匀即可饮用，每日 2 次，温热服食。

功效 滋阴补气，消除疲劳。

蜂蜜茶

原料 绿茶 0.5 ~ 1.5 克，蜂蜜 25 克。

制用法 将绿茶放入茶包袋中，用开水 3000 ~ 5000 毫升，浸泡 5 分钟后，加入蜂蜜调味，温饮。

功效 益气和脾，消除疲劳。

柠檬茶

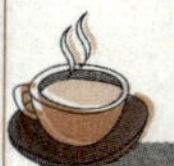

原料 柠檬半只，蜜糖 2 汤匙。

制用法 ❶将柠檬洗净，切片，放入茶包中。

❷用沸水冲泡茶包，然后放入蜜糖搅匀，饮用。

功效 清热凉血，消除疲劳。

枣茶

原料 红枣 20 克，茶叶 5 克，白糖 10 克。

制用法 ❶将红枣洗净，掰烂，去核，同茶叶放入茶包袋中。

❷用开水冲泡，加白糖调味，饮用。

功效 补血养精，健脾和胃。

莲茶

原料 莲子、红糖各20克，茶叶5克。

制用法 ❶将莲子，茶叶、红糖混合放入茶包袋中。

❷用沸水冲泡5分钟，分3次温饮，日服1剂。

功效 养心健脾，益肾固精。

鲜丝瓜茶

原料 茶叶5克，鲜丝瓜200克。

制用法 ❶将丝瓜洗净切成厚片，同茶叶放入茶包袋中。

❷用开水冲泡，10分钟后即可饮用。

功效 养精凉血，补虚弱。

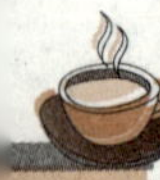

黄芪红茶

原料 红茶0.5～1克，黄芪15～20克。

制用法 ❶将黄芪，红茶混合放入茶包袋中。

❷用沸水冲泡5分钟，分3次温饮，日服1剂。

功效 安神益阴，补虚弱。

杞枣茶

原料 枸杞子12克，大枣10克，桂圆5克，茶叶11克。

制用法 ❶将枸杞子、大枣，桂圆，茶叶用擀面棒碾碎，用细纱布包好，制成茶包。

❷用沸水冲泡茶包，20分钟后即可饮用。

功效 健脾补肾，益肝滋阴。

奶菊茶

原料 鲜奶1杯，杭菊20朵，白糖适量。

制用法 ❶将杭菊放入茶包袋中，备用。

❷将鲜奶加入糖煮开，加入杭菊茶包，开水冲泡。然后将奶菊茶倒入碗内，盖上片刻即可，可热饮也可晾凉后放入冰箱中作冷饮。

功效 清利头目，适于脑力工作者及眼力工作者饮用。

淡绿茶

原料 绿茶适量。

制用法 将绿茶适量放入茶包袋中，用开水冲泡，以清淡为好。

功效 绿茶含有大量B族维生素。叶酸，可防治贫血。

凉茶

原料 茶叶10克，柠檬11克，白糖30克，蜂蜜12克，水5000毫升，冰块少许。

制用法 ❶将柠檬切片，同茶叶放入茶包中，用开水冲泡，加盖泡片刻。

❷加白糖，蜂蜜搅匀，煮沸，晾凉后放冰箱冷藏，待用。吃时取出放入少许冰块饮用。

功效 清脑提神、清凉止渴，消除疲劳。

糖茶

原料 茶叶5克，红糖10克。

制用法 将茶叶和红糖用茶包包好，放入杯中，用开水冲泡，共饮。

功效 和胃通气，补中益气。

粥茶

原料 茶叶10克，粳米12克，白糖适量。

制用法 ❶将粳米、茶叶用擀面棒碾碎，用细纱布包好，制成茶包。

❷用沸水冲泡茶包，5分钟后即可饮用。

功效 健身养神，消除疲劳。

参杞茶

原料 党参5克，枸杞子6克，茶叶10克。

制用法 ❶将党参、枸杞子与茶叶用擀面棒碾碎，用细纱布包好，制成茶包。

❷用沸水冲泡茶包，20分钟后即可饮用。

功效 益气补脾，健肾养血。

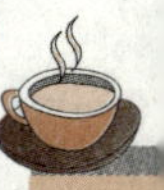

桂圆肉茶

原料 绿茶1克，桂圆肉500克。

制用法 ❶将桂圆肉500克，加盖蒸1小时，备用。

❷用时，取20克桂圆肉，1克绿茶放入茶包袋中，置于大的茶杯里，加开水4000毫升，分3次温饮。日服1剂，或隔日1剂。

功效 补气养血，滋养肝肾。用于贫血。

浮小麦茶

原料 绿茶1克，浮小麦2000克，大枣30克，莲子25克，生甘草10克。

制用法 ❶将以上材料制成粗末，用细纱布包好，制成茶包。

❷用沸水冲泡茶包，10分钟后即可饮用。日服3～4次，可反复煎服，日服1剂。

功效 养身补体。用于贫血心悸。

豆衣茶

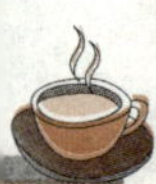

原料 绿豆皮、扁豆皮适量，茶叶适量。

制用法 ❶将前2味材料用铁锅炒黄，晾干，与茶叶一起放入茶包中。

❷用沸水冲泡，10分钟后即可饮用。

功效 解毒消炎，化湿补脾。常饮可和胃开窍，解除烦躁。

矿泉茶

原料 矿泉水、糖、茶叶适量。

制用法 ❶将茶叶与糖混合，放入茶包中。

❷用加热的矿泉水冲泡，饮用。

功效 长期服用，能使皮肤变得细嫩柔软。

乌发童颜茶

原料 制首乌、大生地、绿茶各适量。

制用法 ❶制首乌切片蒸后晒干，大生地酒洗，同绿茶一起放入茶包袋中。

❷取茶包袋用沸水冲泡，20分钟后即可饮用。注意饮食起居，心情要愉快，忌吃各种血和鳞鱼、葱蒜、萝卜等食物。

功效 治未老先衰、青年贫血体弱。服用期间，若出现伤风咳嗽或消化不良、腹泻、大便溏薄，应暂停服用。

花生衣茶

原料 红茶2克，花生衣10克，红枣20克。

制用法 ❶将红枣剖开，去核，揉碎，与花生衣、红茶一同放入茶包中。

❷用沸水冲泡茶包，10分钟后即可饮用，分3次温服，日服1剂，1个月为1个疗程。

功效 凉血化瘀，调理肝胃，滋补肝肾，补益气血。治血小板减少性紫癜。

白术甘草茶

原料 绿茶4克，白术15克，甘草3克。

制用法 ❶将白术、甘草，绿茶放入茶包中。

❷用沸水冲泡，分3次温饮，再泡再服，日服1剂。

功效 健脾补肾，益气生血。还可治白细胞减少症。

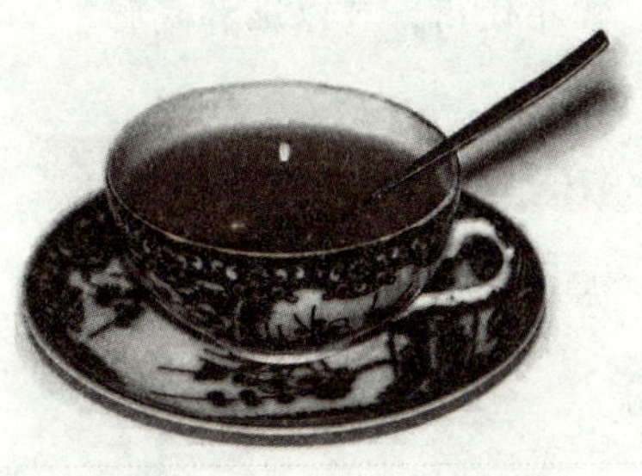

玉米蘑菇茶

原料 玉米粒、玉米须、蘑菇粉、绿茶各适量。

制用法 ❶玉米粒炒至半发泡状，加玉米须，蘑菇粉末，绿茶混合，放入茶包袋中。

❷用沸水冲泡茶包，热饮。

功效 丰富营养，促进健康。

乌龙茶

原料 乌龙茶适量。

制用法 ❶将乌龙茶放入茶包中，用沸水冲泡。

❷每日喝3~5杯，连续喝4周以上。

功效 有降低胆固醇和减轻重量的作用。

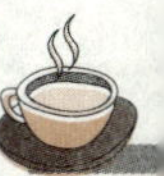

芝麻养血茶

原料 黑芝麻6克，茶叶3克。

制用法 ❶将黑芝麻放入砂锅中炒黄，同茶叶一起放入茶包袋中。

❷用沸水冲泡，10分钟后即可饮用。

功效 滋补肝肾，养血润肺。治肝肾亏虚，皮肤粗糙，毛发枯黄或早白、耳鸣等。

美容方

现代人对面部的护理越来越重视了。尤其是针对年轻女性的各种化妆品数不胜数。然而，最好的美容方还是要从食疗说起。喝茶就是非常好的美容方法，不仅可以活血化气，而且能够美化皮肤，祛斑祛痘，是年轻女性必不可少的美容方。

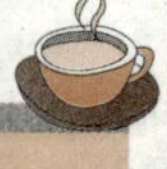

枸杞减肥茶

原料 雀舌茶、枸杞各等份。

制用法 将雀舌茶、枸杞放入茶包袋中，用沸水冲泡，热服。

功效 消食，化气，壮阳，减肥。

山楂玉米须茶

原料 茶根、山楂根、荠菜花、玉米须各10克。

制用法 ❶将前2味研粗末，与后2味一同放入茶包袋中。

❷用热水冲泡，热饮。

功效 降脂，去浊，利尿，减肥。

干燥海带茶

原料 半发酵茶35%～36%，干燥海带粉末25%～30%，粉末状炒薏米10%～35%。

制用法 ❶将以上材料混合均匀，放入茶包中。

❷用热水冲泡茶包，10分钟后即可饮用。

功效 具有滋补、美容健肤等作用。常年饮用，可以滋补减肥。

生姜诃子皮茶

原料 茶叶、生姜、诃子皮各等份。

制用法 ❶将茶叶、诃子皮、生姜放入茶包袋中。

❷用沸水冲泡，热服。

功效 治宿滞，减肥。

陈葫芦减肥茶

原料 茶3克，陈葫芦15克。

制用法 将茶、陈葫芦一同放入

茶包中，用开水冲泡服，每日1剂。

功效 利尿，降脂，减肥。

山楂薏仁减肥茶

原料 干荷叶60克，生山楂、生薏仁各10克，橘皮5克。

制用法 ❶将以上药材制细末混合，用细纱布包好，制成茶包。

❷将茶包放入热水瓶中沸水冲泡，代茶饮。

功效 理气行水，降脂化浊。治肥胖。

大枣花生茶

原料 红枣、花生米、冰糖各20克，茶叶5克。

制用法 ❶将红枣、花生米、茶叶制成粗末，用细纱布包好，放入茶包中。

❷加热水冲泡，加冰糖，溶化后，热饮。

功效 补脾和胃，润肺保肝，活血养神。

橘苹糖茶

原料 绿茶15克，橘子1000克，苹果2000克，胡萝卜150克，蜂蜜或砂糖适量。

制用法 ❶将绿茶放入茶包袋中，用沸水泡汁。

❷将后3味连皮切细，加蜂蜜及适量冷开水。放入果汁机内制汁即成。

功效 美容和颜，并有防治伤风功效。

奶茶

原料 牛奶1000克，茶叶、白糖各5克。

制用法 ❶将茶叶放入茶包袋中，用沸水冲泡2次，取汁备用。

❷将茶汁与牛奶、白糖混合，搅匀，即可饮用。

功效 提神明目，健脾消肥。

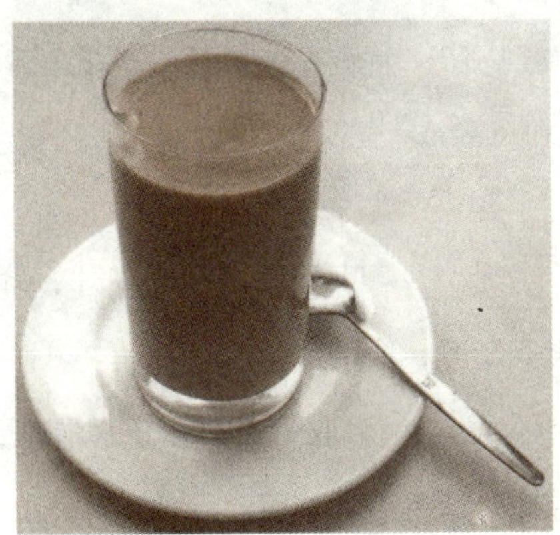

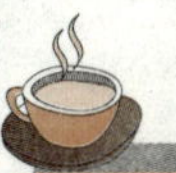

槐角首乌茶

原料 茶叶3克，槐角17克，首乌30克，冬瓜皮18克，山楂肉15克。

制用法 ❶将以上药材混合，碾碎，用细纱布包好，放入茶杯中。

❷用沸水冲泡，热饮。

功效 预防和减轻肥胖。治单纯性肥胖症。

玉竹蜜茶

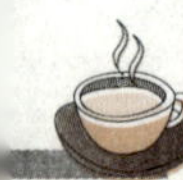

原料 茶叶10克，鲜玉竹500克，白糖100克，蜂蜜50克。

制用法 ❶选鲜肥玉竹去根洗净，切段。

❷同茶叶，白糖一同放入茶包袋中，用沸水冲泡，加蜂蜜调味，热服。

功效 润肺生津，宁心安神。

桑叶凉茶

原料 桑叶2片，柠檬1片，蜂蜜5毫升，绿茶适量。

制用法 ❶取250毫升开水泡茶，晾凉，滤去茶叶备用。

❷桑叶洗净，同柠檬片一起放入茶包中，将茶包放入茶叶水中，加蜂蜜，拌匀后加冰饮用。

功效 提神润肤，营养健身。

三花减肥茶

原料 玫瑰花、茉莉花、玳玳花、川芎、荷叶各适量。

制用法 将以上药材混合，放入茶包袋中，每天晚上用1包，放入茶杯中，沸水冲泡代茶饮。

功效 减肥降脂。

消脂茶

原料 绿茶16克，大黄、沙棘汁各2克。

制用法 ❶将绿茶、大黄放入茶包中。

❷用沸水冲泡，加入沙棘汁，随渴随饮。

功效 消积，去脂，治肥胖症，还可延缓衰老。

健身降脂茶

原料 绿茶10克，何首乌15克，泽泻20克，丹参12克。

制用法 ❶将以上4味混合放入

茶包袋中，用热水冲泡。

❷取汁热服，每日1剂。

功效 活血利湿，降脂减肥。

冰镇蛋露茶

原料 红茶1袋，鸡蛋1个，牛奶50毫升，白糖50克。

制用法 ❶将红茶放入茶包袋中，用沸水冲泡。

❷趁热将红茶水倒入蛋液牛奶中拌匀，晾凉后加冰，即可饮用。

功效 增加营养，消除疲劳，振奋精神。

冰镇菠柠茶

原料 红茶1袋，柠檬1片，菠萝汁20毫升，白糖50克。

制用法 ❶将红茶放入茶包中，用开水冲泡，加白糖。

❷凉后加菠萝汁和柠檬片，最后加冰块即可饮用。

功效 解除疲劳，养精提神。

醋茶柠檬饮

原料 食醋、淡绿茶、柠檬酸各等份。

制用法 ❶将淡绿茶放入茶包袋中，用开水冲泡。

❷加食醋和柠檬酸，当茶饮。

功效 加速新陈代谢，增进食欲，促进健康美容。

健身钙茶

原料 茶叶37克，乳酸钙18克。

制用法 ❶将以上物品混合均匀，加在30公斤粗茶中揉出13.6公斤粗揉品，再按一般制茶方法，得出含钙量1%的钙茶6.1公斤。

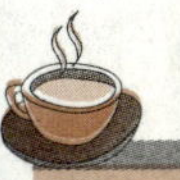

❷用时依据个人口味取适量，放入茶包袋中，随时开水冲泡饮用。

功效 补充微量元素钙，促进身体健康。

莲藕茶

原料 莲藕75克，茶叶、白糖、桂花适量。

制用法 ❶将莲藕、茶叶、桂花放入茶包袋中，用沸水冲泡，加入白糖。

❷晾凉即成莲藕茶冷饮。也可热饮。

功效 凉血补血，健脾开胃。

绿茶方

原料 绿茶适量。

制用法 将适量绿茶放入茶包袋中，用开水冲泡，频饮。

功效 防衰抗老化作用比维生素E大20倍，要保持身材苗条和年轻，就须经常饮绿茶。

玉米绿茶

原料 玉米、绿茶适量。

制用法 ❶将精选玉米炒成半发泡状，加玉米雌花花须于玉米碎粒之中，与绿茶混合后用细纱布包好，制成茶包。

❷用沸水冲泡茶包，热饮。

功效 促进排泄，有益于内脏器官，保持皮肤健美等功效。

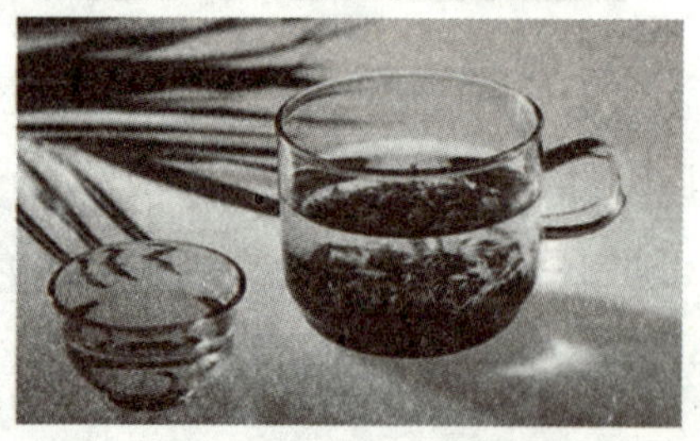

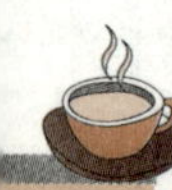

葡萄茶

原料 葡萄1000克，白糖、绿茶各5克。

制用法 ❶将绿茶放入茶包袋中，用沸水泡汁。

❷将葡萄与糖加冷开水60毫升，放入果汁机制汁，再与绿茶汁混合饮用。以上为1天饮用量。

功效 日常保健，美味营养。有强壮美容之功效。

美肤茶

原料 绿茶末适量，软骨素1克。

制用法 ❶将绿茶放入茶包袋中，先用沸水冲泡，取汁。

❷将软骨素调入茶水中，经常饮用。

功效 美艳肌肤，使皮肤富有弹性。

胡萝卜茶

原料 绿茶、胡萝卜适量。

制用法 ❶将绿茶放入茶包袋中，用开水冲泡，取汁备用。将胡萝卜洗净，榨汁，备用。

❷按1∶3的比例，将二汁兑冷开水长期饮用，一般坚持饮用6个月，可使初老之人白发逐渐转黑。

功效 滋补强身，补充营养。

桂花茶

原料 桂花8克，茶叶10克。

制用法 ❶将桂花与茶叶一起放入茶包袋中。

❷用沸水同泡，10分钟后即可饮用。

功效 桂花生津化痰，与茶同饮，可滋肤和颜，消炎祛痰，提神解渴。

怡神方

随着社会的快速发展，人们的压力也越来越大。如何缓解生活中遇到的压力，如何让自己在工作中有一个好的心情呢？休息的时候，不妨喝一杯茶，用自制的茶包小偏方，能够起到开胃怡神的效果。

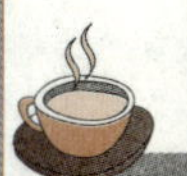

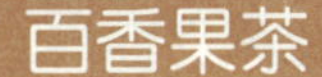

百香果茶

原料 红茶1包，蜂蜜1小匙，水蜜桃原汁1大匙，罐装菠萝汁2小匙，百香果3个。

制用法 ❶将红茶、百香果放入茶包袋中，用沸水冲泡。

❷去泡沫，加蜂蜜、水蜜桃汁、菠萝汁，调匀倒入冲茶器皿即成饮品。

功效 生津润肠，消积涤热，开胃怡神。

水蜜桃茶

原料 水蜜桃3个，柠檬半个，蜂蜜1大匙，红茶适量。

制用法 ❶将水蜜桃洗净，切片，柠檬切片，同红茶一起放入茶包袋中，用沸水冲泡。

❷加入蜂蜜，搅匀，倒入杯中当茶饮用。

功效 开胃健脾，活血润肠，清凉解暑。

桂圆茶

原料 白兰地9毫升，红枣4个，龙眼干1000克，茶叶2克。

制用法 ❶先将龙眼干、红枣和茶叶放入茶包袋中，用沸水冲泡。

❷加入白兰地，调成桂圆茶，冲入茶器即可饮用。

功效 益心脾，补气血，提精神。

酸桔茶

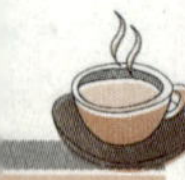

原料 红茶1包，蜂蜜1小匙，沙士1大匙，柠檬1个，广柑1个。

制用法 ❶将广柑、柠檬各切成4片，放入茶包袋中。

❷用热水冲泡后，加沙士与蜂蜜，搅匀，即可饮用。

功效 开胃理气，润肺生津，消暑提神。

酸梅茶

原料 红茶1包，乌梅酒10毫升，冰糖1小匙，砂糖1000克，梅子500克。

制用法 ❶将梅子、砂糖腌渍备用。

❷将5个糖渍过的梅子，同红茶一起放入茶包中，用沸水冲泡，再加冰糖、乌梅酒，混匀，即可饮用。

功效 敛肺涩肠，生津止渴，清热去暑。

陈皮茶

原料 陈皮、绿茶、白糖适量。

制用法 ❶将陈皮洗净切丝，同绿茶一起放入茶包袋中。

❷用沸水冲泡，同时加入白糖，调匀即可饮用。

功效 健脾开胃，消暑提神，并使皮肤润泽健美。

苹果茶

原料 红茶10克，蜂蜜1大匙，苹果浓缩汁、苹果适量。

制用法 ❶将红茶放入茶包袋中，用沸水冲泡。

❷加入蜂蜜、苹果汁，搅动均匀，倒入茶杯即可饮用。

功效 解暑除烦，生津润肺，补中益气。

葡萄柚茶

原料 红茶 10 克，蜂蜜 1 大匙，柠檬半个，广柑、葡萄柚各 2 个。

制用法 ❶将红茶放入茶包袋中，用沸水冲泡。

❷将葡萄柚原汁加热，放入广柑原汁、柠檬原汁和蜂蜜，搅拌后倒入茶器即可。

功效 补气血，强筋骨，利尿安胎，降血压。宽中理气，健胃消食，怡神解暑。

草莓茶

原料 红茶 1 包，蜂蜜 2 小匙，草莓果酱 1 大匙。

制用法 ❶将红茶放入茶包袋中，用沸水冲泡，取汁。

❷将草莓果酱、蜂蜜放入，搅匀倒入茶杯供饮用。

功效 解热，止渴，涩精，止泻。

姜片茶

原料 红茶 1 包，冰糖 40 克，姜母 1 小块。

制用法 ❶将红茶、姜片放入茶包袋中，用沸水冲泡。

❷加入冰糖，融化后调匀，然后倒入茶杯热饮。

功效 解表散寒，健胃消食，和脾止咳。

莲子茶

原料 红茶适量，红枣 5 粒，蜂蜜 2 小匙，龙眼干 40 克，莲子 10 粒。

制用法 ❶将以上材料（除蜂蜜外）碾制成末，装入茶包袋中。

❷用沸水冲泡，加入蜂蜜拌匀，倒入茶器即可饮用。

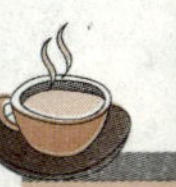

功效 养心安神，益肾固精，补脾涩肠。

杨桃茶

原料 红茶 1 包，清酒 15 毫升，砂糖 1000 克，杨桃 500 克。

制用法 ❶杨桃削去棱角边缘，切片与砂糖腌制。

❷每次取腌过的杨桃 4～5 片，同红茶放入茶包袋中，用开水冲泡，加入清酒，搅拌后倒入茶杯即可热饮。

功效 生津、利水、止渴，清热、解毒、开胃。

杏桃茶

原料 杏桃浓缩汁60毫升，水蜜桃1个，柠檬半个，砂糖20克，红茶1包。

制用法 ❶将水蜜桃、柠檬切片，同红茶一起放入茶包袋中，用沸水冲泡。

❷加入砂糖、杏桃浓缩汁，搅匀，倒入茶杯即可热饮，或冷饮。

功效 润肺定喘，生津解热止渴。

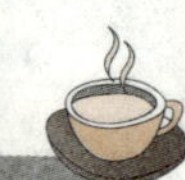

金桔干茶

原料 红茶1包，蜂蜜1小包，桔子果酱1大匙，广柑浓缩汁1大匙，桔子干5个。

制用法 ❶将桔子干加水煮沸，红茶茶包用沸水冲泡，取汁。

❷将各味放入，倒进冲茶器即成。

功效 开胃理气，润肺健脾，生津止渴。

芙蓉茶

原料 红茶10克，蜂蜜1大匙，芦荟1根。

制用法 ❶将芦荟切片与红茶一起放入茶包袋中，用沸水冲泡，取汁。

❷放入蜂蜜，搅匀，倒入茶杯供饮用。

功效 润肺止咳，补气益肾，健脾利湿。

菊花茶

原料 红茶1包，菊花适量，冰糖1大匙，蜂蜜2大匙。

制用法 ❶将茶与菊花混匀，放入茶包袋中，用沸水冲泡。

❷再放蜂蜜、冰糖，搅匀，倒入茶杯供饮用。

功效 清肝明目，疏风清热，生津怡神。

红心茶

原料 红茶适量，砂糖20克，樱桃白兰地20毫升，樱桃5个。

制用法 ❶将红茶放入茶包袋中，用沸水冲泡。

❷加入其他各味，搅匀倒入茶杯即可饮用。

功效 安神补气，补脾和胃，益气生津。

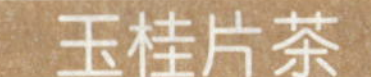

玉桂片茶

原料 红茶1包，柠檬1片，玉桂片适量。

制用法 ❶将玉桂片、柠檬片、红茶一起放入茶包中。

❷用沸水冲泡，倒入茶杯饮用。

功效 滋阴润燥，生津止渴，宁心安神。

蜜奶茶

原料 红茶3包，蜂蜜2小匙，奶油1粒，炼乳1大匙。

制用法 ❶将红茶放入茶包中，用沸水冲泡，取汁。

❷加入蜂蜜、奶油、炼乳，搅动，直到渗出茶色，再倒入茶杯饮用。

功效 降温解暑，补体提神。

特调蜜奶茶

原料 红茶3包，广柑皮丝少许，草莓果酱1大匙，鲜蜜2小匙，奶油1粒，炼乳2大匙。

制用法 ❶将红茶、广柑皮丝混合放入茶包中，用沸水冲泡。

❷加入其他各味，搅匀，倒入茶杯供饮用。

功效 解热止渴，生津怡神，健脑开胃，营养丰富。

状元茶

原料 红茶1包，冰糖60克，蚕茧10个，红枣5个。

制用法 ❶将蚕茧、红枣、红茶放入茶包袋中。

❷用沸水冲泡，再加入冰糖，搅匀，倒入茶杯饮用。

功效 润肺保肝，补脾开胃，安神怡气。

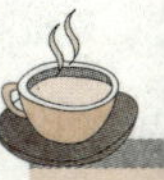

伯爵奶茶

原料 奶油1粒，奶精1大匙，牛奶3盎司，蜂蜜2小匙，伯爵红茶10克。

制用法 ❶将伯爵红茶放入茶包袋中，用沸水冲泡。

❷再加其他各味，搅匀，倒入茶杯饮用。

功效 营养丰富，补体健脑，降温解暑，益气安神。

黑枣茶

原料 黑枣5个，蜂蜜1大匙，

水蜜桃原汁25克，红茶10克。

制用法 ❶将黑枣与红茶放入茶包袋中，用沸水冲泡。

❷再加其他各味，搅匀，倒入茶杯饮用。

功效 健脾胃，养气血，益气生津。

椰子茶

原料 红茶1包，蜂蜜1小匙，鲜奶油1粒，椰子酱1大匙。

制用法 ❶将红茶放入茶包袋中，用沸水冲泡。

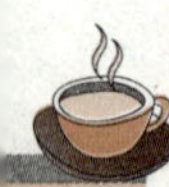

❷再加其他各味，搅匀，倒入茶杯饮用。

功效 补虚、生津、利尿、杀虫。并有补脾、益血、滋补之功效。

速效气力茶

原料 红茶1杯，柠檬1片，鸡蛋黄1个，补药酒20毫升，葡萄糖30克。

制用法 ❶将红茶，柠檬片，鸡蛋黄，放入茶包袋中，用沸水冲泡。

❷把后两味溶在红茶里面，搅和饮用。

功效 饮后使人迅速恢复气力。

凤梨茶

原料 红茶1包，蜂蜜、凤梨汁各1大匙，柠檬原汁1小匙，凤梨2两。

制用法 ❶将凤梨加开水1000毫升焖煮10分钟，再加凤梨汁、柠檬原汁和蜂蜜待冷却。

❷红茶茶包用沸水冲泡，冷却后与凤梨一块放入茶杯中当茶饮。

功效 收肠敛肺，消食开胃。涩肠止痢。

菠萝茶

原料 菠萝1000克，菠萝汁3大匙，柠檬汁、蜂蜜各1大匙，红茶1包。

制用法 ❶菠萝加水煮10分钟，将红茶茶包用沸水冲泡，取汁。

❷再加其他各味，然后滤汁倒入茶器即可。

功效 生津止渴，清暑解渴。治伤暑。

冰镇菠萝柠檬茶

原料 红茶1袋，柠檬1片，菠萝汁20毫升，白糖50克。

制用法 ❶沸水冲泡红茶茶包，加白糖，取出袋子。

❷茶水凉后倒入菠萝汁、柠檬片，加冰即可饮用。

功效 清香浓郁，甘甜爽口，有提神、解除疲劳的作用。

保健方

日常保健是现代生活中不可缺少的一项活动。如何去保健，如何让身体保持活力，这是非常重要的问题。除了经常参加体育活动，喝茶也是非常不错的一个保健方法。茶包偏方能够起到补五脏、安精神、定魂魄、止惊悸、明目开心益智等效果，对人的身体有巨大的帮助。

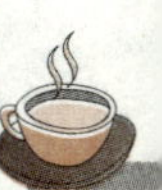

菟丝子茶

原料 菟丝子10克。

制用法 ❶将菟丝子洗净捣烂，用细纱布包好，制成茶包，放入杯中。

❷加红糖适量，沸水冲泡代茶饮。

功效 补肾益精，养肝明目。久服能益寿延年，也可治肾虚男女不育症。

人参茶

原料 人参5克。

制用法 ❶将人参切薄片，装入茶包袋中，放入保温杯。

❷沸水冲泡，盖闷30分钟，代茶频饮。

功效 补五脏，安精神，定魂魄，止惊悸，明目开心益智，久服健身延年，并能抗疲劳，增耐力，降低血糖，抑制癌细胞的生长。

西洋参茶

原料 西洋参1～2克。

制用法 ❶将西洋参切薄片，装入茶包袋中，放入杯中。

❷沸水冲泡，代茶频饮。

功效 益气生津，润肺清热。有

强壮和镇静作用。适用于少气、乏力、口干等气阴两亏证和暑热烦渴。

二子延年茶

原料 枸杞子、五味子各6克，白糖适量。

制用法 ❶将枸杞子、五味子捣烂，用细纱布包好，放入杯中。

❷用沸水冲泡当茶饮。

功效 强身，延年益寿。可长期饮用。

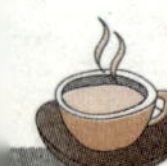

玉竹末茶

原料 玉竹9克。

制用法 ❶将玉竹制成粗末，用细纱布包好，放入茶杯中。

❷用沸水冲泡当茶饮。

功效 养阴润燥，生津延年。

沙苑子茶

原料 沙苑子10克。

制用法 ❶将沙苑子洗净捣碎，放入茶包袋中。

❷用沸水冲泡，代茶饮。

功效 健身延年。久服可补肾强腰。

龙眼茶

原料 龙眼肉5~10枚。

制用法 ❶将龙眼肉放碗中，隔水蒸熟取出。

❷然后将蒸熟的龙眼肉放入茶包袋中，再放入茶杯中，沸水冲泡代茶饮。

功效 益心神，补气血，安神。无病常饮，能延年益寿。

灵芝茶

原料 灵芝草10克。

制用法 ❶将灵芝草洗净，切薄片。

❷放入茶包中，用沸水冲泡代茶饮。

功效 补中益气，益寿延年，也可治高脂血症。

红枣花生衣茶

原料 花生米150克，干红枣50克。

制用法 ❶将花生米温泡30分钟，取皮。

❷将干红枣，与花生米皮同放入茶包袋中，用沸水冲泡20分钟，加适量红糖即成。每日3次，饮汁并吃枣。

功效 气血双补。适用于身体虚弱，营养不良性贫血，恶性贫血，血小板减少性紫癜，癌症经放射治疗、化疗后血常规异常等。

生津茶

原料 青果5个，金石斛、甘菊、竹茹各6克，麦冬、桑叶各9克，鲜藕10片，黄梨2个，荸荠6个，鲜芦根2支。

制用法 ❶将以上各味制成粗末，用细纱布包好，制成茶包。

❷放入杯中，用沸水冲泡代茶饮。

功效 生津润燥，治温病热盛。

清热茶

原料 鲜芦根2支，竹茹7.5克，焦山楂12克，炒谷芽15克，橘红4克，桑叶10克。

制用法 ❶将上药混合，制成粗末，用细纱布包好，制成茶包。

❷用沸水冲泡，代茶饮。

功效 补脾胃，清利头目。还可治食欲不振，头胀而眩，全身倦怠等症。

矿麦茶

原料 大麦粉、乳酸钙各1000克，氯化镁25克，葡萄糖350克。

制用法 ❶将上药均匀混合，加水3倍揉成面状物，干燥造粒。

❷将麦破碎物10克与上述制得矿物质颗粒5000克混合，充填到茶袋中，制成茶包，用时用沸水冲泡，代茶热饮。

功效 平衡弥补人体矿物质不足，维持正常的新陈代谢，又可强身健体。

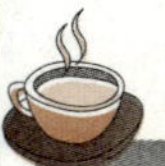

薏米茶

原料 薏米、冰糖各适量。

制用法 ❶薏米适量于砂锅水煮半发状，放入茶包袋中。

❷用开水冲泡，加冰糖，热饮。

功效 清热利湿，美容健肤，补气益肾。常饮可益肾固精。

柿叶茶

原料 柿叶适量。

制用法 ❶柿叶放入茶包袋中，用热水浸15分钟。

❷投入冷水浸后拿出，风干，揉碎，罐存。代茶热饮。

功效 清香利尿，常饮可增强新陈代谢，净化血液。

红枣茶

原料 优质红枣、白糖各适量。

制用法 ❶洗净红枣，捣碎，放入茶包袋中。

❷用沸水冲泡，加白糖少许，即成枣茶。

功效 补充营养。常饮对强身健脾，滋阴补肾有特异功效，特别适于婴幼儿及老年人。

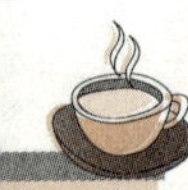

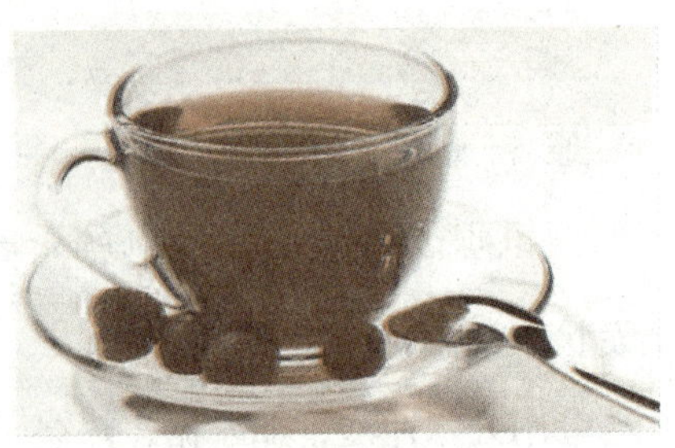

煎焙麦茶

原料 咖啡豆、大麦、薏米各适量。

制用法 ❶上述材料粉碎成粉末，用细纱布包好，制成茶包。

❷沸水冲泡，饮用时加糖，也可不加糖。

功效 疏肝行气，健胃美容。常饮可强身健体，健美肌肤。

木耳芝麻茶

原料 木耳、黑芝麻各适量，白糖20～25克。

制用法 ❶黑木耳于锅中翻炒到有焦味起锅。

❷黑芝麻炒出香味，用细纱布包好，放入杯中，用热水冲泡，加白糖热饮。

功效 凉血止血，润肠通便。并有乌发强壮作用。老年人常饮可强身益寿。

人参红叶茶

原料 高丽参红叶、薏米仁各适量。

制用法 将2味药材用擀面棒碾碎，放入茶包袋中，加开水冲泡热饮。

功效 增强机体免疫力，滋肤强身，有较显著的保健作用。

菟丝子冰糖茶

原料 菟丝子10克，冰糖适量。

制用法 将菟丝子放入茶包中，用开水冲泡，加冰糖调味代茶饮。

功效 补肾益精，养肝明目。治口渴不止。

菱滋补茶

原料 菱角、菱茎、菱叶、菱根适量。

制用法 ❶将以上材料晒干洗净，蒸5~8小时，放温室发酵20天取出晒干，加工成粉末或切片。

❷用细纱布包好，放入杯中，用沸水冲泡，即可饮用。

功效 常饮可健身壮体。

太子乌梅茶

原料 太子参、乌梅各15克，甘草6克，白糖适量。

制用法 ❶将前3味药材制成粗末，用细纱布包好，放入茶杯中。

❷用沸水冲泡，加糖后代茶饮。

功效 补肺健脾，补气生津。用于体虚乏力，伤暑口渴。

西洋参酸枣仁茶

原料 西洋参4克，酸枣仁、茯苓各适量。

制用法 ❶将西洋参切薄片，后2味研粗末，混合放入茶包袋中。

❷用开水冲泡，代茶饮。

功效 益气生津，润肺清热。用于阴虚所致少气、口干口渴、乏力等症。治暑热烦渴。

万花茶

原料 柚子、桔皮、冬瓜、丁香甲、芋荷秆、刀豆各适量。

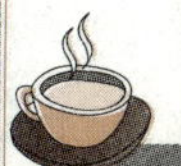

制用法 ❶用以上材料按蜜饯制作工艺制成雕花蜜饯。

❷饮用时将万花茶放入茶包中，泡在沸水中当茶热饮。

功效 生津消食和胃，润肺理气。

虎耳草茶

原料 虎耳草叶适量。

制用法 ❶将虎耳草叶蒸后去青汁待干，放入茶包袋中。

❷用沸水沏泡当茶饮。

功效 热饮清火利尿，常饮轻身健体。

樱花茶

原料 鲜樱花适量。

制用法 将鲜樱花放入茶包袋中，用开水冲泡热饮。

功效 清心明目。

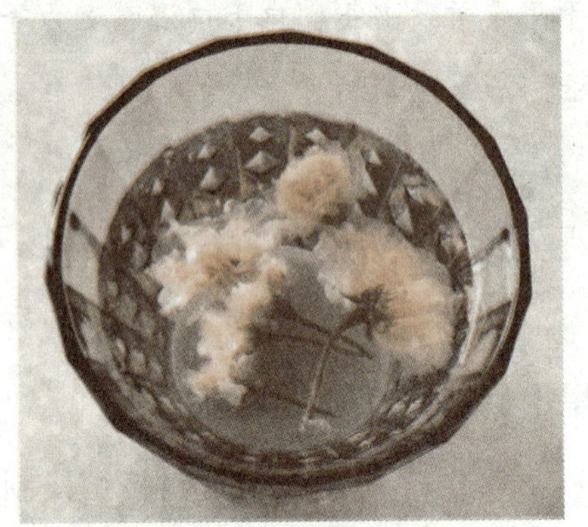

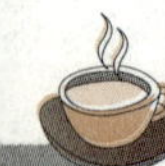

酸枣茶

原料 酸枣、米各适量。

制用法 ❶将酸枣晒干，磨成酸枣面，与米同炒制成。

❷用细纱布包好，放入杯中，沏水代茶热饮。

功效 常热饮可安五脏，轻身延年，补中，益肝气，坚筋骨，镇静安眠。

波布草种子茶

原料 波布草种子适量。

制用法 将波布草种子放入茶包中，用沸水冲泡，温饮，可加白糖。

功效 常饮有利尿作用，并有润肤抗老化之效。

降压减肥茶

原料 鲜荷叶 10 张，生山楂、生薏米各 1000 克，除皮 50 克。

制用法 ❶将以上材料研为粉状，混合一起分成 10 份，放入茶包袋中。

❶每日 1 袋，开水冲泡，代茶早饮。

功效 顺气化瘀，清补泻热，强身壮体，理气舒心。

美肤茶汁饮

原料 薏仁 20 克，软骨素 1 克，维生素 A 30 滴。

制用法 ❶将薏仁放入茶包袋中，用沸水冲泡，取汁。

❷加入软骨素和维生素 A，搅和饮用。

功效 细腻肌肤，活泼细胞，使皮肤富有弹性。除美容作用外，还可健身强体。

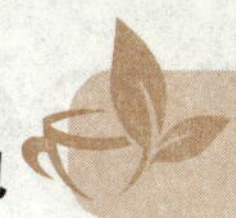

美容醋茶饮

原料 食醋、有机锗、高丽参、蜂王精适量。

制用法 ❶有机锗、高丽参、蜂王精混合放入茶包袋中。

❷将茶包放入食醋中，制成味道鲜美的饮料。

功效 补充营养，促进体内新陈代谢，维持人体健康和青春活力。食醋被誉为人类健康及美容的良药。

延年益寿茶

原料 何首乌、大枣、红糖各50克。

制用法 ❶温开水化糖，浸何首乌、大枣，1周后取出晒干，反复浸晒，以糖尽为佳。

❷将晒干的材料研细末，每次10克放入茶包袋中，用开水冲饮。

功效 补肝益肾，养血去风，补脾和胃，益气生津。治发须早白，津液不足等。常饮此茶可延年益寿。

海带和颜茶

原料 10厘米见方的海带1块。

制用法 ❶将海带放在150毫升的水中浸泡一夜，早上水已成稠粘状，海带里的碘已溶于水，只要加点盐，便把这杯水饮下，连续饮用一段时间。

❷也可以到商店买海带粉，每次5克，放入茶包袋中，用开水冲泡，热饮。

功效 使呆板的颜面肌肉变成活泼而且富于表情的颜面肌肉。

菊花凉茶

原料 菊花3～5克，白糖20克。

制用法 ❶将菊花洗净，放入茶包袋中。

❷取5000毫升热开水将茶包泡开，晾凉，放入白糖，搅匀，加冰即可饮用。

功效 祛暑提神，明目清火，是夏季祛暑的理想饮品。

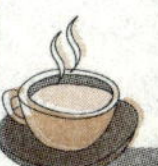

补虚茶饮

原料 黑豆、淮小麦各30克，大枣5个。

制用法 将以上材料用擀面棒碾碎，放入茶包袋中，用开水冲泡，热饮。

功效 对病后虚弱有良好的滋补作用。

真菰茶

原料 鲜真菰叶茎适量。

制用法 ❶将鲜真菰叶茎干燥粉碎。

❷接种纤维素分解菌，发酵制粉末成品，放入茶包袋中，沸水冲泡热饮。

功效 常饮除五脏邪气，强身壮体。

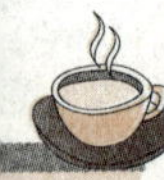

冰镇枣茶

原料 大枣10个，白糖50克。

制用法 ❶大枣烤焦放入茶包袋中，用开水冲泡。

❷冷后加白糖搅匀，再加冰块即可饮用。

功效 甘甜味美，风格独特，有补血养颜之功效。适宜老人饮用。

枸杞茶

原料 枸杞叶适量。

制用法 ❶阴干枸杞叶，焙炒存放。

❷饮用时根据个人口味，取适量放入茶包袋中，如同沏茶一样，开水冲泡热饮。

功效 补肾滋阴，润肺养肝，明目。常饮还可治神经衰弱，眼目昏花等。

第七章

调养脾胃，四季养生茶包

一年四季气候多变，茶叶的功效与季节变化有密切关系。而在不同的季节则需要不同的茶饮来调理身体。春季适合饮用花茶。花茶可以散发一冬积存在人体内的寒邪，促进人体阳气发生。而夏天则适合饮绿茶。绿茶性味苦寒，具有清热、消暑、解毒、止渴、强心的功效。秋天适合喝青茶。青茶不寒不热，可以消除体内的余热，恢复津液。冬天一般饮用红茶。原因是红茶味甘性温，含有丰富的蛋白质，能助消化，补身体，使人体强壮。我们掌握了不同季节的饮茶规律，自然可以达到调养脾胃，健康生活的目的。

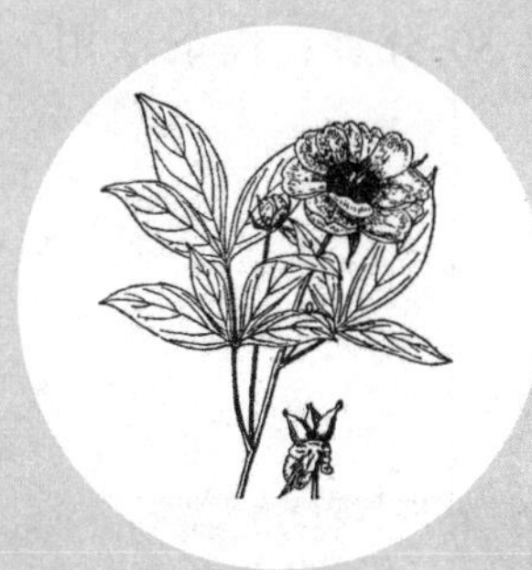

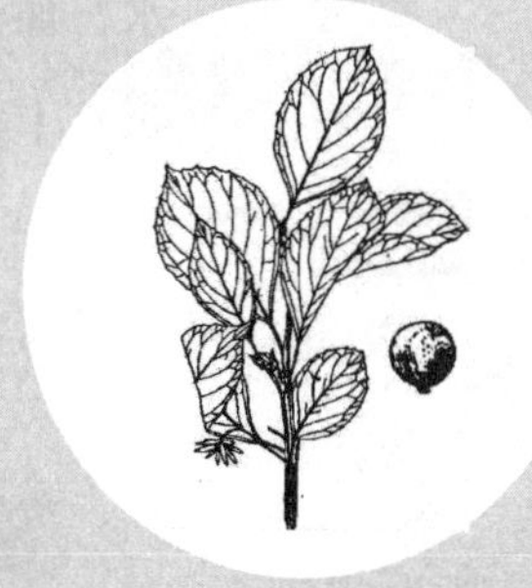

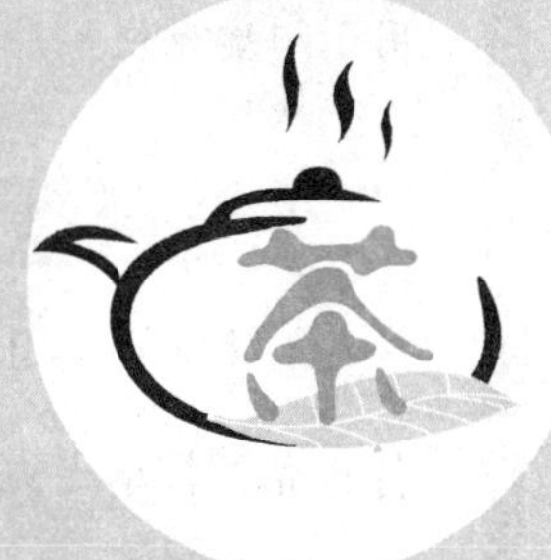

春季清燥

所谓“百草回生，百病易发”，许多疾病都易在春天发生或复发，常见的有冠心病、风湿性心脏病、关节炎、肾炎、精神病、花粉过敏症、春季皮炎、哮喘病等。在饮食上，可以适当食用辛味食物，五味中辛味能散、能行，可以帮助舒展机体的阳气。春季喝茶具有清燥，健脾补肾等功效。

仙茅白术茶

原料 仙茅、白术、干姜各9克，炙甘草6克。

制用法 ❶将上4味制为粗末，用细纱布包好，制成茶包。

❷将茶包放入保温杯中，冲入沸水，加盖温浸30分钟，代茶饮用。每日1剂。

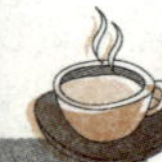

功效 温中祛寒，健脾补肾。适用于阳虚呃逆。

茯苓柴胡茶

原料 茯苓15克，柴胡、当归各9克，甘草3克。

制用法 ❶将上4味制为粗末，用细纱布包好，制成茶包。

❷将茶包放入保温杯中，冲入沸水，加盖温浸30分钟，代茶饮用。每日1剂。

功效 疏肝理气，健脾养血。适用于气血两虚型肝炎。

柿蒂生姜茶

原料 柿蒂10克，生姜6克。

制用法 ❶将柿蒂捣碎，生姜切片，一同放入茶包袋中。

❷将茶包放入保温杯中，冲入沸水，加盖温浸30分钟，代茶饮用。每日1剂。

功效 温胃散寒，降逆止呃。适用于胃寒呃逆。

当归党参茶

原料 当归、党参各12克，阿胶、陈皮、柴胡各9克。

制用法 ❶将上5味制为粗末，

用细纱布包好，制成茶包。

❷将茶包放入保温杯中，冲入沸水，加盖温浸 20 分钟，代茶饮用。每日 1 剂。

功效 益气养血，疏肝健脾。适用于气血两虚型肝炎。

陈皮薤白茶

原料 陈皮 15 克，薤白 10 克，生姜 3 片。

制用法 ❶将薤白制为粗末，与陈皮、生姜片共装入茶包袋中。

❷将茶包置杯中，用沸水冲沏，代茶饮用。每日 1 剂。

功效 温中健脾，燥湿化痰。适用于痰浊中阻型呕吐。

鸡内金茶

原料 鸡内金 5 克。

制用法 ❶将鸡内金用铁砂拌炒至发胖焦酥，研成极细末。

❷用细纱布包好，制成茶包，用温开水冲服，每日 2 次。

功效 消食化积，固精缩尿，渐消结石。服药期间不宜食生冷油腻辛辣之品。

砂仁木香茶

原料 砂仁 15 克，木香 11 克，厚朴 7 克，元胡 7.5 克，东洋参 10 克，蜂蜜少许。

制用法 ❶将砂仁果实敲破，其他药材（东洋参除外）用水过滤。

❷将所有药材放入茶包袋中，用 450 毫升的热开水冲泡 10 ~ 20 分钟后，即可饮用。若要增加甜度，可酌量添加少许蜂蜜。

功效 砂仁多用于脘腹胀满、脾胃气滞的症状，可开胃消食，减轻腹胃胀气的不适。木香是一味健胃药材，主治下痢、腹痛及消化不良等病症。

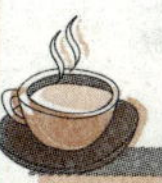

刀豆柿蒂茶

原料 刀豆子 20 克，柿蒂 5 个，生姜 3 片，红糖 15 克。

制用法 ❶将刀豆子捣碎，与柿蒂、生姜片一同装入茶包袋中。

❷用沸水冲泡 30 分钟，取汁，调入红糖，代茶饮用。每日 1 剂。

功效 温中下气，益肾补气，止咳平喘。

三仙茶

原料 炒麦芽13克，焦神曲11克，炒山楂10克。

制用法 ❶将焦神曲、炒山楂打碎，与炒麦芽一起放入茶包袋中。

❷将茶包放入茶壶中，加入适量沸水冲泡。代茶温饮。

功效 和胃消食，化积回乳。无积滞，脾胃虚者不宜用。

龙胆草藕节茶

原料 龙胆草15克，藕节9克。

制用法 ❶将上2味制为粗末，用细纱布包好，制成茶包。

❷将茶包放入杯中，用沸水冲沏，代茶饮用。每日1剂。

功效 清肝泻火，收敛止血。适用于肝郁化火型吐血。

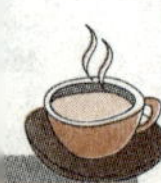

党参大枣茶

原料 党参20克，大枣10枚，陈皮6克。

制用法 ❶将上3味制成粗末，放入茶包袋中。

❷用沸水冲泡，40分钟，取汁，代茶饮用。每日1剂。

功效 补中益气，养血止血。适用于脾不摄血型吐血。

陈醋开胃茶

原料 陈醋适量，绿茶3克。

制用法 ❶将茶叶装入茶包袋中，放入茶壶，用沸水冲泡开。

❷取汁加入质量上乘的陈醋，搅匀。一般多在饭前饮用。

功效 开胃消食，清利头目，活血止痛，预防感冒。胃酸过多者不宜饮用。

玫瑰蜂蜜茶

原料 玫瑰花5克，蜂蜜25克，绿茶1克。

制用法 ❶将玫瑰花与绿茶混合均匀，放入茶包袋中，用沸水冲泡5分钟。

❷趁热加入蜂蜜，拌匀即成。每日1剂，多次服饮。

功效 健胃，消食。适用于胃神经官能症。

加味三仙茶

原料 炒麦芽、焦神曲、山楂、

槟榔各10克，郁金8克。

制用法 ❶将上述药研碎，用细纱布包好，制成茶包。

❷将茶包放入杯中，用沸水冲泡20分钟。代茶饮用。

功效 行气导滞，解郁消食，清热利胆。孕妇及年老体弱者不宜。

石膏竹叶茶

原料 生石膏30克，竹叶15克，半夏、麦冬各9克。

制用法 ❶将生石膏打碎，同竹叶、半夏、麦冬一起放入茶包袋中。

❷用沸水反复冲泡，40分钟，取汁，代茶饮用。每日1剂。

功效 清热生津，和胃降逆。适用于胃热呃逆。

鸡骨草大枣茶

原料 鸡骨草60克，大枣9枚。

制用法 将上2味洗净，碾碎，用纱布包好，制成茶包，放入茶壶中，加沸水泡30分钟，取汁，代茶饮用。每日1剂。

功效 清热解毒，舒肝散瘀。适用于湿热型胆囊炎。

益肝解毒茶

原料 红小豆50克，花生仁25克，红枣12克，红糖15克。

制用法 ❶将红小豆、花生仁、红枣用擀面棒碾碎，用细纱布包好，制成茶包。

❷将茶包放入杯中，用温开水浸泡约10分钟，再加入红糖拌匀，再闷10分钟后，取汁，倒入杯中饮用即可。

功效 此款茶饮具有清热解毒、缓和慢性肝炎症状、化解肝内脂肪沉积的作用。

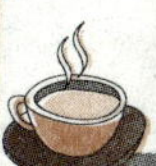

两山柳枝茶

原料 山楂、山药各10克，鲜柳枝90克。

制用法 将鲜柳枝（带叶）洗净，切碎，与山楂、山药一同放入茶包袋中，用开水冲泡茶包，取汁后饮用。

功效 健脾益胃，利尿退黄，止痛。用于治疗急性肝炎。

玫瑰佛手柑茶

原料 玫瑰花15克，佛手柑9

克，浙贝母6克。

制用法 ❶将玫瑰花、佛手柑、浙贝母用水过滤，装入茶包袋中。

❷将茶包用热开水冲泡10～20分钟后即可饮用。此方为1天的分量，3天服用1次，10次为1周期。

功效 玫瑰花有保护肝脏、肠胃的功能，适用于肝气郁结、肝胃不和、胃痛等症状。佛手柑可以健脾、理气止呕、舒肝解郁以及镇痉止痛等。

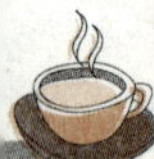

厚朴洋参茶

原料 厚朴6克，西洋参9克，陈皮6克，柴胡3克，木香3克。

制用法 ❶将所有药材用擀面棒碾碎，用细纱布包好，制成茶包。

❷用沸水冲泡茶包，20分钟后即可饮用。西洋参可单独挑出服用。此方为1天的分量，3天服用1次，10次为1周期。

功效 厚朴能行气消积、降逆平喘、对于消胀满、健胃、细菌性肠胃炎等有一定的效果。西洋参具有补气、调脾胃的作用，适用于止咳健胃、强化免疫力等方面。

莲藕土豆茶

原料 莲藕100克，土豆90克，川贝母粉12克，蜂蜜少许。

制用法 ❶将莲藕、土豆制成粗末，同川贝母粉一起放入茶包袋中。

❷用一碗热开水，闷5分钟后即可饮用。若要增加甜度，可酌量添加少许蜂蜜。

功效 莲藕是一种对胃很好的食物，且对于泻痢症状及疲劳、烦躁等状况很有帮助。土豆具有改善便秘、预防胃溃疡的作用，还可以利尿、健胃、增强肠道的抗毒功能。

白术藕节茶

原料 白术12克，藕节6克。

制用法 ❶将上2味制为粗末，用细纱布包好，制成茶包。

❷将茶包放入保温杯中，冲入沸水，加盖温浸30分钟，代茶饮用。每日1剂。

功效 补中健脾，收敛止血。适用于脾虚失统型便血。

夏季解暑

夏季天气炎热，容易中暑，故应注意避暑防晒，并且应该适当食用消暑的食物，如绿豆、西瓜、冬瓜、荷叶等。夏季的炎热易造成心火旺盛，人们极易烦躁不安，好发脾气，或是心火上炎，口舌生疮等。在夏季喝茶有降火，清热减毒的作用。

甘草茶

原料 炙甘草9克。

制用法 ❶将炙甘草制为粗末，用细纱布包好，放入保温杯中。

❷冲入沸水，加盖温浸30分钟，代茶饮用。每日1剂。

功效 益气通脉，养血安神。

茅根灵芝茶

原料 白茅根、灵芝各15克，香薷7.5克，明日叶9克，东洋参9克，蜂蜜少许。

制用法 ❶将所有药材用水过滤，放入茶包袋中。

❷用450毫升的热开水冲泡茶包10~20分钟后，将药汤倒出来过滤即可饮用。若要增加甜度，可酌量添加少许蜂蜜。此方为1天的分量，2天服用1次，10次为1周期。

功效 白茅根对于夏天小儿暑热等症状具有缓解的功效。灵芝具有清热生津、消暑止渴的作用。

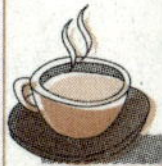

清凉茶

原料 青蒿、莲叶、滑石、芦根、甘草各适量。

制用法 ❶将以上材料制成粗末，每包装10克，制成茶包。

❷每次取1包，用开水冲泡或水煎。代茶饮。

功效 清热解暑，生津止渴，防暑降温。适用于治疗暑热不适，四时感冒，发热积滞。

远志枣仁茶

原料 远志、炒枣仁各10克。

制用法 ❶将上2味制为粗末，用细纱布包好，制成茶包。

❷将茶包放入保温杯中，冲入沸水，加盖温浸30分钟，代茶饮用。每日1剂。

功效 补肝壮胆，宁心安神。适用于心神不宁型心悸。

大麦茶

原料 焦大麦10克。

制用法 ❶将焦大麦装入茶包袋中。

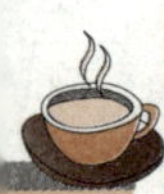

❷置茶杯中，用沸水冲泡，加盖闷片刻即成。代茶饮服。

功效 健胃消食清暑。

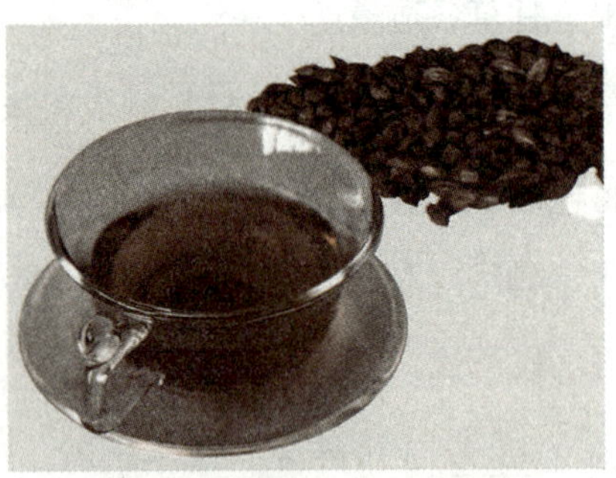

荷叶茶

原料 荷叶15克。

制用法 ❶将荷叶切碎，放入茶包袋中。

❷再放入茶壶中，用沸水冲泡。代茶饮服。

功效 清热解暑，健脾降脂。凡上焦邪盛，治宜清降者，切不可用。

双冬枣仁茶

原料 天冬、麦冬（连芯）、酸枣仁各10克，蜂蜜20克。

制用法 ❶将酸枣仁微炒后捣碎，天冬、麦冬制为粗末，一同用细纱布包好，制成茶包。

❷将茶包放入保温杯中，冲入沸水，候温，调入蜂蜜，代茶饮用。每晚1剂。

功效 养阴清热，宁心安神。适用于阴虚火旺型心悸。

茉莉花菖蒲茶

原料 茉莉花、石菖蒲各6克，绿茶10克。

制用法 ❶将石菖蒲制为粗末，与茉莉花、绿茶一同放入茶包袋中。

❷用沸水冲沏，代茶饮用。每日1剂。

功效 理气化湿，安神。适用于心阳虚弱型心悸。

生地茅根茶

原料 生地15克，茅根15克，竹叶12克，生甘草6克。

制用法 ❶将以上药材制成粗末，用细纱布包好，放入杯中，用沸水冲泡20分钟，取汁。

❷代茶温饮，每日1剂，药渣可再煎服用。

功效 清热解暑，生津利尿。主治中暑。症见心胸烦热，小便黄短，口舌生疮，舌红苔黄，脉数。

藿香佩兰茶

原料 藿香、佩兰各10克。

制用法 ❶将上2味药材放入茶包袋中，用沸水冲泡，15分钟。

❷代茶温饮，每日1剂，药渣可再煎服用。

功效 化湿解暑，止呕，止泻。适用于中暑。症见恶风寒，胃脘不适，恶心呕吐，饮食不香，苔厚腻，脉滑。

人参当归茶

原料 人参3克，当归10克，白糖20克。

制用法 ❶将当归、人参浸润切片，放入茶包袋中。

❷将茶包放入茶壶中，加入白糖，冲入沸水浸泡。代茶饮用，可多次续水浸泡至味淡，嚼食人参片。每日1剂。

功效 补益气血，活血通络，养血安神。内蕴实热，外感实邪者禁用。

人参枣仁玉竹茶

原料 人参6克，炒枣仁15克，白芍12克，当归、玉竹各10克。

制用法 ❶以上5味药材制成粗末，装入茶包袋中。

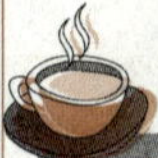

❷用沸水冲泡，代茶饮服。

功效 益气滋阴补血。

黄芪枳壳茶

原料 黄芪20克，枳壳9克，红枣30克，白糖适量。

制用法 ❶以上3味洗净，放入茶包袋中。

❷用沸水冲泡，调入适量白糖即成。代茶频饮。

功效 补中益气，养血安神。阴虚阳亢、热毒亢盛、食积内停者忌服。

地黄麦冬茶

原料 生地黄15克，麦冬10克。

制用法 ❶将上2味制为粗末，用细纱布包好，制成茶包。

❷放入保温杯中，冲入沸水，加盖温浸30分钟，代茶饮用。每日1~2剂。

功效 滋阴清热，润燥除烦。适用于阴虚火旺型心悸。

菊花人参茶

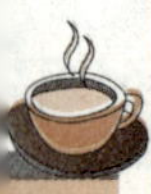

原料 菊花干花蕾4~5朵，人参2~4克。

制用法 ❶将人参切碎成细段，同菊花花蕾一起放入茶包袋中。

❷用热水加盖浸泡10~15分钟左右即可。

功效 人参含有皂苷及多种维生素，对人的神经系统具有很好的调节作用，可以提高人的免疫力，有效驱除疲劳；而菊花气味芬芳，具有祛火、明目的作用，两者合用具提神的作用。

二至茶

原料 女贞子、旱莲草各10克。

制用法 ❶将女贞子、旱莲草洗净，放入茶包袋中，置于茶壶，用沸水冲泡20分钟。

❷取汁加入少量白糖，代茶饮用。

功效 补益肝肾，滋阴止血。脾胃虚寒、大便溏泻者不宜。

苦瓜莲藕茶

原料 苦瓜半个，莲藕70克，盐或糖少许。

制用法 ❶将苦瓜洗净、切开，挖去瓜瓤并切片。莲藕洗净、切片。

❷苦瓜、莲藕片放入茶包袋中，用沸水冲泡，依照个人口味加入少许盐或糖即可服用。

功效 苦瓜、莲藕能强肝、清心明目、退火、解热、祛毒、解疲劳，是极佳的治热痢、中暑食材。

人参益母草茶

原料 人参3克，益母草12克，绿茶1克。

制用法 ❶将人参，益母草洗净，加绿茶，放入茶包袋中。

❷将茶包放入茶壶中，用刚沸的开水冲泡，盖闷5分钟后即成。服饮

时，将人参汁调入茶中混匀饮用。

功效 大补气血，活血调经，祛湿散瘀。人参是体质壮实之体，儿童、孕妇等均应慎用人参。

苦瓜茶

原料 苦瓜1个，绿茶5克，食盐适量。

制用法 ❶将苦瓜、绿茶一起放入茶包袋中，置于杯中，用沸水冲泡20分钟，取汁，兑入食盐调味。

❷代茶温饮，每日1剂，药渣可再煎服用。

功效 清热解暑除烦。适用于中暑。症见口干口苦，烦热多汗，或咽喉肿痛，舌红苔黄，脉数。

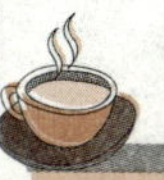

秋季养阴

秋季养生，最重要的就是养肺。秋属金，在人体与肺相应，肺脏是很娇嫩的一个器官，而且通过口鼻直接与外界相通，很容易受到外界的影响，所以中医又将肺称为“娇脏”。在饮茶方面，秋天比较适宜饮用青茶（乌龙茶）。青茶色泽绿润，内质馥郁，不寒不热。秋凉饮之，可以润肤、除燥、生津、润肺、清热、凉血。

枇杷茶

原料 枇杷叶10~15克（鲜品30克），冰糖20克。

制用法 ❶将枇杷叶，冰糖捣碎，用纱布包好一同放入杯中，冲入沸水，候温，代茶饮用。

❷或将鲜枇杷叶背面的绒毛刷净，再与冰糖末一同放入杯中，沸水冲泡，代茶饮用。每日1剂。

功效 清肺和胃，化痰降气。适用于治痰热咳嗽。

玉蝴蝶茶

原料 玉蝴蝶15克，夏枯草9克，冰糖适量。

制用法 ❶玉蝴蝶、夏枯草均洗净剪碎。

❷和适量冰糖一起放入茶包袋中，用沸水冲泡。代茶饮。

功效 清热，润肺，利咽。

沙参麦冬茶

原料 沙参、麦冬、桑叶各5克。

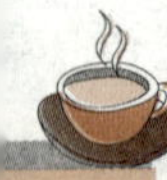

制用法 ❶将沙参、麦冬、桑叶一同放入茶包袋中。

❷沸水冲泡，盖上杯盖后闷15分钟左右即可。代茶频饮。每日1剂。

功效 养阴润肺，清燥止咳。适用于肺热阴虚，久咳不止，咽干无痰，或痰少黏稠，伴有虚热盗汗。风寒及痰湿咳嗽者禁用。

肺止咳茶

原料 玄参、麦冬、桔梗、乌梅、生甘草各3克。

制用法 ❶将玄参、麦冬、桔梗、乌梅及生甘草一同放入茶包袋中。

❷置茶壶中，用沸水适量冲泡，闷15分钟，代茶频饮。每日1剂。

功效 清咽止咳，养阴敛肺。适用于久咳不止，肺阴亏损。症见咽干无痰，咳嗽剧烈，舌红，或有潮热、盗汗者。风寒咳嗽者忌用。

柚皮百合茶

原料 柚子皮30克，百合40克，白糖15克。

制用法 ❶将柚子皮、百合一同放入茶包袋中，用沸水冲泡15分钟。

❷调入白糖，代茶饮用，最后将百合一同食下。每日1剂。

功效 下气化痰，润肺止咳。适用于痰浊壅肺、气机阻滞型实喘。

麦冬二参茶

原料 麦冬、党参、北沙参、玉竹、天花粉各9克，乌梅、知母、甘草各6克。

制用法 ❶将以上各药一并研成粗末后，分成10份，用细纱布包好，制成茶包。

❷每次1份置于杯中，冲入适量

沸水，盖闷10分钟左右。代茶频频饮用。每日1剂。

功效 滋阴养胃。适用于气阴两虚型胃酸减少之萎缩性胃炎。症见形体消瘦，身倦体乏，面色萎黄，纳谷不佳，食后饱胀，心烦口干等。

淮山黄连茶

原料 淮山30克，黄连3克，甜叶菊2片。

制用法 ❶将淮山、黄连捣碎。

❷将甜叶菊与捣碎的淮山、黄连共同放入茶包袋中，用沸水冲泡，加盖闷20分钟。代茶饮，每日1剂。

功效 补虚强心，燥湿泻火，适用于口渴心烦者饮用。

秋菊清心茶

原料 杭白菊、麦冬、百合各5克，红茶、冰糖各少许。

制用法 ❶将以上3味与红茶一起放入茶包袋中，用沸水冲泡，静置10分钟后即可。

❷可根据个人口味加入适量冰糖调味。

功效 此茶具有清肝泻火、滋阴润燥、宁神养心的疗效。

桑杏茶

原料 梨皮30克，桑叶、杏仁、沙参、象贝母、豆豉各9克，山栀6克。

制用法 ❶将以上所有配方制成粗末，用细纱布包好。

❷放入茶杯中，用共同煎水代茶饮。

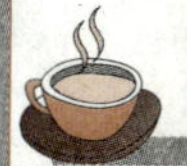

功效 轻宣燥热，润肺止咳。治疗秋天干燥气候所引起的干咳无痰，头痛发热等病症。

杏梨茶

原料 苦杏仁10克，鸭梨1个，冰糖少许。

制用法 ❶先将杏仁去皮和尖后，再打碎；将鸭梨去核后，切成小块。

❷再将二者一同放入茶包袋中，用沸水冲泡，加入冰糖即可。取汤水代茶不拘时频饮。

功效 润肺平喘，止咳化痰。适用于肺燥咳嗽。

银耳茶

原料 银耳20克，茶叶5克，冰糖适量。

制用法 ❶先将银耳洗净，加水与冰糖（勿用绵白糖）炖熟。

❷再将茶叶放入茶包袋中，冲泡5分钟取汁，兑入银耳汤，搅拌均匀服用。代茶温饮，每日1～2剂。

功效 滋阴降火，润肺止咳。适用于阴虚咳嗽，症见干咳无痰，口咽干渴，大便不畅。

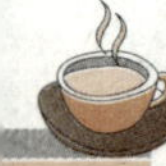

浙贝白果茶

原料 浙贝母9克，白果6克，枇把叶、菊花、薄荷各6克，半夏5克，蜂蜜少许或罗汉果半个。

制用法 ❶将所有药材用水过滤，白果煮熟。

❷将所有药材放入茶包袋中，用450毫升的热开水冲泡10～20分钟后，取汁，即可饮用。若要增加甜度，可酌量添加蜂蜜或罗汉果。此方为1天的分量，每天服用2次，共服1周。

功效 浙贝母多用于外感风邪、痰热肺郁等症状。枇杷叶可以止咳化痰、润肺，是止咳名药川贝枇杷膏的主要成分之一，尤其对身体燥热引起的咳嗽很有疗效。白果固肾补肺、平喘止咳，对于老人咳嗽相当有效。

百合枇杷茶

原料 百合（鲜者尤佳）、枇杷叶各15克。

制用法 ❶将以上药材研末，放入茶包袋中，以沸水冲泡。

❷然后盖严闷5～10分钟。代茶温饮，每日1～2剂。

功效 养阴润肺。适用于肺阴不足。症见咳嗽无痰，咽喉干渴，或嗳气干呕，舌苔少，脉细数。

枸骨茶

原料 枸骨嫩叶15～30克。

制用法 ❶将枸骨叶放入茶包袋中，置于杯中。

❷冲入沸水后，闷泡约10～30分钟即可。每日1剂，不拘时频饮之。

功效 养阴退热，补血益气，止咳。适用于肺痨咳嗽，劳伤失血。

石膏知母茶

原料 生石膏30克，知母5克。

制用法 ❶将石膏打碎，同知母一起放入茶包袋中，用沸水反复冲泡。

❷20分钟后，取汁代茶饮用。每日1剂。

功效 清热泻火，滋阴清肺。适用于热哮。

藿香降火茶

原料 藿香30克，蜂蜜适量。

制用法 ❶将藿香洗净，沥干水分，放入茶包袋中。

❷用350毫升沸水冲泡，放凉后去渣，取汁。饮用时加入蜂蜜调味即可。

功效 此款茶饮对中暑、上火有极好的调理作用。

百合菊花茶

原料 百合花4朵，杭白菊5朵，蜂蜜适量。

制用法 ❶将百合花、杭白菊清洗干净，放入茶包袋中。

❷将茶包放入杯中，用500毫升沸水冲泡5分钟左右。喝时调入适量蜂蜜即可。代茶频饮。

功效 具有清心安神，滋阴润肺，补气益中的功效。

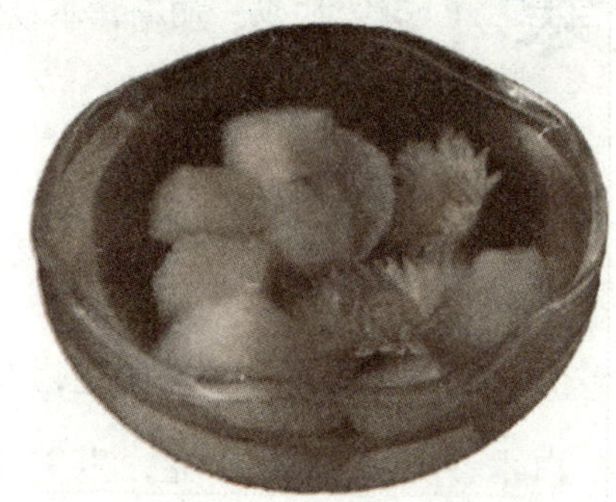

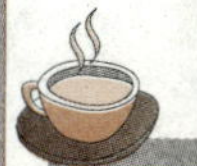

紫苏党参茶

原料 紫苏叶、紫苏梗各10克，党参15克，蜂蜜适量。

制用法 ❶将紫苏叶、紫苏梗和党参制成的散剂，分装入5～6个纱布袋包中。

❷每次取1包，置于杯中，以沸水冲泡，闷约15分钟后，去渣取汁，再调入蜂蜜，代茶饮用。每日早晚各1包。

功效 清肺化痰，止咳平喘。适用于慢性支气管炎，症见体虚乏力，咳嗽胸闷。痰黄黏稠且伴有发热者慎服。

冬季驱寒

中医认为，冬属水，在人体与肾相应，肾主封藏，冬季人体的阳气就蛰伏其内。在饮茶方面，冬天比较适宜饮用红茶这种茶，叶红、汤红，醇厚干温，滋养阳气，增热添暖，可以加奶、加糖，不仅气味芳香，还可以去油腻、舒肠胃。

五福茶

原料 熟地黄、当归各9克，人参、白术、炙甘草各6克，生姜3片，大枣2个。

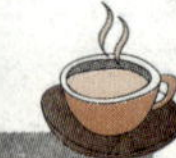

制用法 ❶将以上配方共研粗末，用细纱布包好，制成茶包。

❷用沸水冲泡，1日量，代茶频服。

功效 补气养血。治中老年气血亏损。

花椒虫草茶

原料 花椒、杜仲、干姜、红糖各3克，冬虫夏草2克。

制用法 ❶上药研末，放入茶包袋中，置于瓷杯中。

❷以沸水冲泡，然后盖严闷5～10分钟。代茶温饮，饮水吃药，每日1～2剂。

功效 温经散寒止痛。

人参地黄茶

原料 生地黄15克，人参10克，天门冬6克。

制用法 ❶将以上各味切片或研粗末，用细纱布包好，放入茶杯中。

❷用沸水冲泡15分钟，代茶饮，每日1剂。

功效 养阴益气，润肺滋肾。治疗病后气阴两伤，气短乏力。

淫羊藿茶

原料 淫羊藿10克，绿茶3克。

制用法 ❶将淫羊藿叶洗净，与绿茶一同放入茶包袋中。

❷用沸水冲泡。代茶饮用。

功效 温肾壮阳，祛除寒湿。实热病证、阴虚火旺者不宜。

乌龙首乌茶

原料 何首乌30克，桑葚9克，枸杞子10克，乌龙茶适量。

制用法 ❶将茶材制成粗末，用细纱布包好，放入茶包中，用沸水冲泡20分钟，取汁。

❷代茶温饮，每日1～2剂，药渣可再煎服用。

功效 具有补肝肾，养血的功效，适合年老体衰或大病初愈后身体虚弱者饮用。

桂圆枸杞子茶

原料 桂圆肉10枚，枸杞子15克。

制用法 ❶将桂圆肉、枸杞子分别洗净，放入茶包袋中，置于瓷碗中，隔水蒸熟，取出，放入茶壶中，用沸水冲泡，加盖闷10分钟即成。

❷代茶饮用，可连续冲泡3～5次，当日饮完，最后将桂圆肉、枸杞子嚼食咽下。

功效 滋养肝肾，生血补血。适用于心脾两虚，气血双亏之惊悸，失眠，健忘，食少倦怠及妇女崩漏出血。素有痰火及湿滞停饮者应慎服。

茉莉花茶

原料 茉莉花3匙。

制用法 ❶取3匙干燥的茉莉花蕾，放入茶包袋中。

❷置于玻璃茶具中，用开水冲泡，大概7分钟之后可加入蜂蜜（视个人口味添加）。

功效 茉莉花茶可“去寒邪、助理郁”。喝茉莉花茶除了可以安定情绪、振奋精神，还能清热解暑、健脾安神、减轻肠胃不适及经痛；对于女性的生理、生殖机能也有帮助，最重要的，它还能滋润肌肤、排毒养颜。

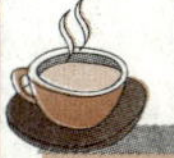

枸杞洋参茶

原料 枸杞子4克，西洋参2克，冰糖6克。

制用法 ❶将西洋参切片，枸杞子洗净去杂质，冰糖打碎。

❷将西洋参、枸杞子、冰糖放入茶包袋中，用沸水冲泡20分钟即成。每日2次，每次饮用100毫升。

功效 滋阴补肾。凡外邪实热、脾虚泄泻者忌服。

桑葚蜜茶

原料 桑葚、蜂蜜各适量。

制用法 ❶将桑葚捣碎取60克，放入茶包袋中。

❷用沸水冲泡，加入蜂蜜调味，代茶饮。每日1剂。

功效 补肝益肾。治疗神经衰弱、贫血。

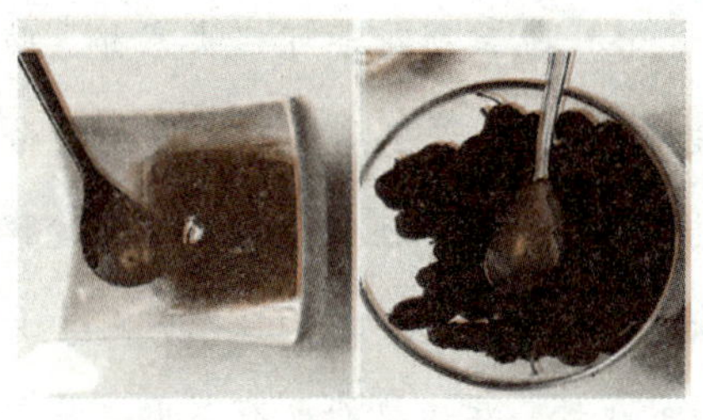

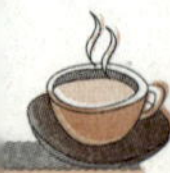

桂皮乌药茶

原料 桂皮2克，核桃仁6克，乌药、红茶各3克。

制用法 ❶将以上药材制成粗末，用细纱布包好，放入茶壶中，用开水冲泡20分钟，取汁。

❷代茶温饮，每日1剂，药渣可再煎服用。

功效 温里散寒。适用于老人体虚，阴寒内盛证。症见腰膝无力，下半身有冷感，夜尿过多，或小儿冬天遗尿。

人参核桃枸杞茶

原料 人参3克，核桃仁、枸杞子各10克。

制用法 ❶将人参、核桃仁、枸杞子分别洗净。

❷一同放入茶包袋中，置于茶壶，加沸水冲泡。代茶频饮。

功效 益气固肾。喘咳黄痰或大便稀烂时不宜食用。

锁阳红糖茶

原料 锁阳10克，红糖适量。

制用法 ❶将锁阳洗净，放入茶包袋中，用沸水冲泡。

❷留汁，加入适量红糖。代茶饮用。

功效 补肾助阳，润肠通便。泄泻及阳易举而精不固者忌服。

天冬红糖茶

原料 天门冬50克（鲜品150克），红糖适量。

制用法 ❶将天门冬放入茶包袋中，用沸水冲泡。

❷加入红糖调味，温饮，每日1次，连用数次。

功效 养阴，润燥，滋肾，补血，生津止渴。

熟地大枣茶

原料 熟地10克，大枣5枚。

制用法 ❶将上2味放入茶包袋中，用沸水冲泡20分钟，取汁。

❷代茶温饮，每日1剂，药渣可再煎服用。

功效 滋肾补血。适用于贫血。

白茅根洋菊茶

原料 白茅根19克，洋甘菊12克，香椿11克，龙井茶5克。

制用法 ❶将白茅根、洋甘菊与龙井茶用水过滤。

❷将所有材料放入茶包袋中，用450毫升的热开水冲泡10～20分钟后，将汤药倒出来过滤即可饮用。此方建议每日饮用1次。

功效 白茅根具有清热利尿的作用，常被用来治疗急性肾炎。

香桃茶

原料 浓红茶茶水半杯，香桃片2～3片，砂糖30克。

制用法 ❶香桃片放入茶包袋中，置于红茶杯中稍浸片刻。

❷调入砂糖，趁热饮之。

功效 暖胃健脾，去寒气，增进食欲。

康宝茶

原料 熟地15克，刺五加12克，山楂10克，枸杞子、黄精各9克，淫羊藿、甘草各6克。

制用法 ❶将以上各味制成粗末，用细纱布包好，放入茶杯中。

❷用沸水冲泡，代茶饮，每日1剂。

功效 滋补肝肾、补养气血，适用于体质虚弱，倦怠乏力。

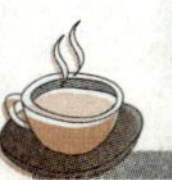

黄精大枣茶

原料 黄精20克，大枣10枚。

制用法 ❶将诸药洗净，放入茶包袋中，用沸水冲泡，20分钟，取汁。

❷代茶温饮，每日1剂，药渣可

再煎服用。

功效 补脾滋肾，益气养血。适用于脾胃虚弱所致的倦怠乏力，食欲不振，脉虚软；也用于肾虚精亏所致的头晕，腰膝酸软，须发早白等。

木耳红枣茶

原料 黑木耳30克，红枣20颗，冰糖适量。

制用法 ❶将黑木耳泡软洗净后，撕成小朵，沥干备用。

❷将撕好的黑木耳、冰糖，连同红枣一同放入茶包袋中，用沸水冲泡10分钟。倒入碗中，连同汤汁一起饮用即可。

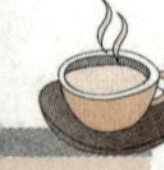

功效 此款茶饮含蛋白质、糖类和铁、钙、磷等多种矿物质，有滋阴补血、强壮身体的作用。

黄芪归芍茶

原料 炙黄芪19克，当归10克，白芍15克。

制用法 ❶将诸药制成粗末，用细纱布包好，放入茶杯中，用沸水冲泡20分钟，滤渣取汁。

❷代茶温饮，每日1剂，药渣可再煎服用。

功效 补气养血。适用于贫血。

益智仁茶

原料 益智仁9克。

制用法 ❶益智仁洗净，放入茶包袋中，用沸水冲泡，20分钟，取汁。

❷代茶频饮，每日1次。

功效 暖肾止遗。阴虚火旺或热证尿频、遗精、多涎者忌用。

第八章

防病治病，日常实用茶包

中国茶品种繁多，其中大部分具有较高的营养价值和防病治病功效，因此，日常生活中常备一些茶包对身体大有好处。茶在英国被称为是"健康之液"、"灵魂之饮"而在中国被誉为"国饮"。现代科学研究发现，茶叶确实含有与人体健康密切相关的生化成分。茶叶不仅具有提神清心、清热解暑、消食化痰、去腻减肥、清心除烦、解毒醒酒、生津止渴、降火明目、止痢除湿等药理作用，还对现代疾病，如辐射病、心脑血管病、癌症等疾病，有一定的药理功效。日常生活中少不了小病小痛，天天去医院就诊太麻烦，不妨亲自制作一些茶包，防病治病，养生保健。

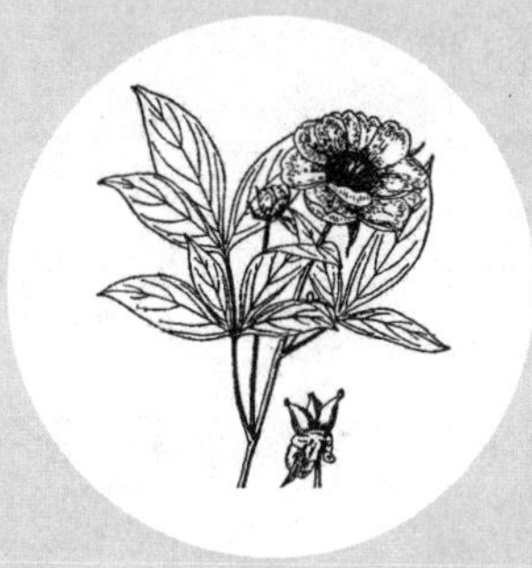

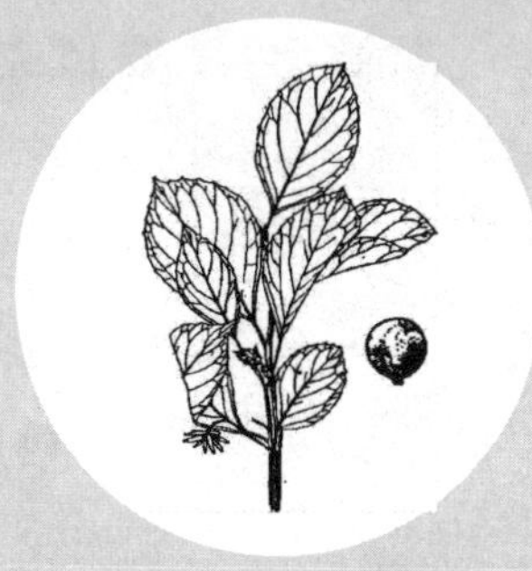

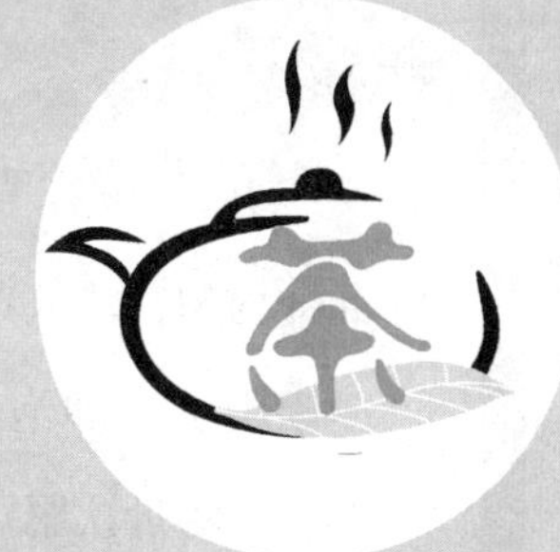

感冒

感冒发病率非常高，是最常见的一种传染病，几乎每个人都得过感冒。感冒的主要症状是发热、恶寒、鼻塞、流涕、喷嚏、头痛、咽痛等。感冒包括普通感冒和流行性感冒两种病症。感冒多数是病毒感染，少数为病毒和细菌混合感染人体的鼻腔和咽喉所引起的上呼吸道炎症。流行性感冒简称流感，是流感病毒感染所致。普通感冒一般症状较轻，病程较短，预后较好。较重的感冒可继发急性支气管炎、中耳炎、心肌炎、肾炎、风湿热等。流行性感冒起病急骤，常暴发流行，传染迅速，症状严重，表现为高热、恶寒、全身关节酸痛、恶心呕吐，对小儿、老年人与体弱者，甚至会有生命危险。

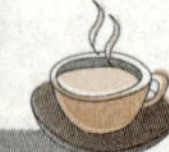

大青银花茶

原料 大青叶鲜叶 30～60 克（干品 20 克），金银花 15～30 克，茶叶 5 克。

制用法 ❶大青叶、金银花和茶叶混合均匀，放入茶包袋中。

❷用沸水冲泡 10 分钟即可。每日 1 剂，随量饮服。

功效 清热解毒、祛暑。用于流行性乙型脑炎高热，并有预防作用。

葱豉茶

原料 茶叶末 10 克，石膏 30 克，栀子 5 克，薄荷、荆芥各 3 克，淡豆豉 15 克，葱白 3 根。

制用法 ❶茶末、石膏、栀子、薄荷、荆芥、淡豆豉与葱白混合混匀，放入茶包袋中。

❷用沸水冲泡，代茶频饮，宜温服。

功效 发汗解表。适用于外感风寒、体热头痛等。

芪术茶

原料 生黄芪15克，炒白术、防风各10克，茶叶末5克。

制用法 ❶将以上4味药材制成粗末，用细纱布包好。

❷放入茶杯中，用沸水冲泡，每日1次。

功效 益气，固表，止汗。适用于气虚感冒、表虚不固、自汗恶风，或体虚易感风邪者。

苏藿茶

原料 紫苏叶、藿香、薄荷、荆芥、茶叶各5克。

制用法 ❶紫苏叶、藿香、薄荷、荆芥与茶叶共制粗末，用细纱布包好。

❷放入茶杯中，用沸水冲泡，代茶饮。

功效 疏风解表。可防治感冒。

桑菊香豉茶

原料 桑叶、菊花、香豉、梨皮各6克。

制用法 ❶桑叶、菊花、香豉、梨皮混合，放入茶包袋中。

❷用沸水冲泡，取汁，代茶饮用。

功效 清热解表、润肺止咳。适用于发热、微恶风寒、头痛、少汗、咳嗽少痰、咽干鼻燥、口渴等症。

芝麻酱糖茶

原料 芝麻酱、红糖、茶叶各适量。

制用法 ❶芝麻酱、红糖、茶叶混合，放入茶包袋中。

❷沸水冲泡，热服，服至出汗时止。

功效 可治疗外感初起。

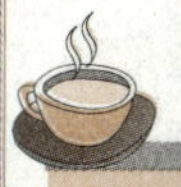

芦根菊花茶

原料 芦根30克，白菊花10克，冰糖15克。

制用法 ❶将芦根制为粗末，与白菊花、冰糖一同放入茶包袋中。

❷置于杯中，用沸水冲沏，代茶饮用。每日1剂。

功效 疏风散热，辛凉解表。适用于风热感冒。

白酒茶

原料 茶叶5～10克，白酒适量。

制用法 ❶先将茶叶放入茶包袋中，置于茶杯。

❷冲泡5分钟左右，呈浓茶汤后冲入有酒的容器中即成。代茶及时饮服。

功效 祛风散寒，清利头目。适用于风寒性感冒。

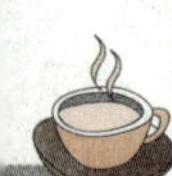

芦根橄榄茶

原料 芦根30克，咸橄榄4枚。

制用法 ❶将咸橄榄捣烂，与芦根一同放入茶包袋中。

❷用沸水冲泡15分钟，取汁，代茶饮用。每日1剂。

功效 清热解毒，生津利咽，化痰止咳。适用于流行性感冒。

辛夷花茶

原料 茶叶10克，辛夷花、川芎各5克，薄荷3克。

制用法 ❶将茶叶、辛夷花、川芎与薄荷混合，放入茶包袋中。

❷置于茶杯中，用开水200毫升冲泡，顿服。

功效 辛温解表。用于伤风感冒、过敏性鼻窦炎、鼻塞、咳嗽等的辅助治疗。

蒲公英龙井茶

原料 蒲公英10克，龙井茶3克。

制用法 将蒲公英、龙井茶混合放入茶包袋中，用沸水冲泡。代茶饮。

功效 清热消炎，健脑明目，适用于风热感冒、咽喉肿痛、心火过旺之失眠、头痛。

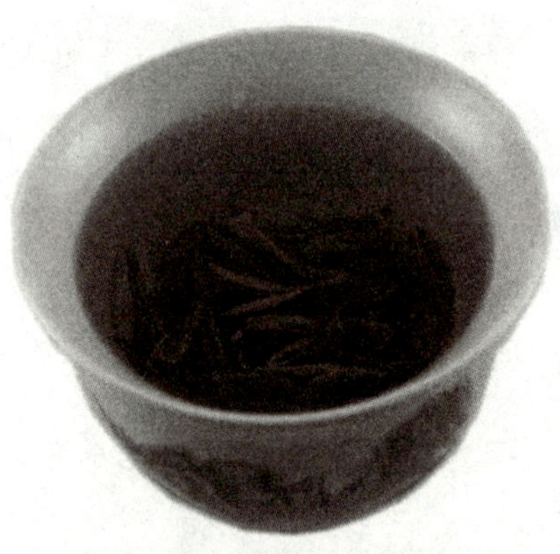

葱白萝卜茶

原料 葱白30克，白萝卜50克。

制用法 ❶将葱白、白萝卜，洗

净切成丁，放入茶包袋中。

❷用沸水冲泡，代茶饮，每天1剂，连服7天为1个疗程。

功效 增强机体抗病能力。适用于抗病毒，预防流感。

板蓝根贯众茶

原料 板蓝根、贯众各30克，甘草15克。

制用法 ❶将上3味制为粗末，用细纱布包好，放入茶壶中。

❷冲入沸水，温浸10分钟，代茶饮用。每日1剂。

功效 清热解毒。适用于流行性感冒，症见高热，头痛，四肢酸痛，咽痛，咳嗽，伴有恶心呕吐、腹泻、流涕等。

桑菊薄竹茶

原料 桑叶、菊花各5克，薄荷3克，竹叶30克，茶叶10克。

制用法 ❶将桑叶、菊花、竹叶、薄荷和茶叶制成粗末。

❷放入茶包袋中，用沸水冲泡，宜热饮。

功效 有助于治疗风热感冒、发热头痛、喉痛等症。

杭菊普洱茶

原料 杭菊花6克，普洱茶9克。

制用法 将杭菊花和普洱茶混合放入茶包袋中，用沸水冲泡，代茶饮。

功效 疏风清热，解毒明目，消肉积，止烦渴。主治感冒初起、肉食积滞、眼结膜炎、酒后烦渴等。

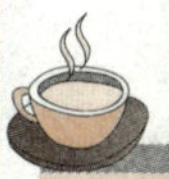

薄苏防感茶

原料 薄荷、藿香、紫苏、荆芥各4.5克，茶叶3克。

制用法 ❶以上各味混合后，放入茶包袋中，用沸水冲泡，密盖片刻，趁热当茶饮。

❷每日服1剂，7天为1个疗程。

功效 活血脉，清热毒，预防流感。

咳 嗽

古人以有声无痰为咳，有痰无声为嗽，二者合称咳嗽。咳嗽属中医咳嗽，风温等病症的范畴。引起咳嗽的原因很多，时冷时热，气温不稳，稍不注意就会感冒发烧，而咳嗽往往伴随感冒而来。有的人咳嗽，是因为心脏扩大，或寄生虫的病变引起，有的是肺炎或肺结核病而来。咳嗽有急慢性之分，一年四季均可发生，尤其冬春多见。临床表现为，初期阵发性干咳，胸骨后有紧闷感，1～2 日后有少量白黏痰，后转为白黏痰或黄黏痰，无发热症状，但有的伴有头痛或全身痛等不适症状。

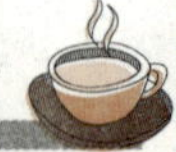

枇杷叶杏仁茶

原料 枇杷叶、杏仁各 5 克，川贝母、薄荷、桔梗各 3 克，茶叶 6 克。

制用法 ❶枇杷叶刷去毛，与杏仁、川贝母、桔梗一起放入茶包袋中，置于茶杯中冲泡 15 分钟。

❷加入薄荷、茶叶再泡 2～3 分钟，取汁代茶饮用。每日 1 剂。

功效 宣肺散寒，化痰止咳。适用于风寒型咳嗽。

双叶茶

原料 茶叶（绿茶为佳）3 克，苏叶、精盐各 6 克。

制用法 ❶先将茶叶在锅内炒至微焦。

❷再将茶叶、苏叶和精盐 3 者共同放入茶包袋中，用沸水冲泡，即可饮用。每日 2 剂，分 2 次温服。

功效 具有清热宣肺、清咽利喉功效。主治因感冒引起的声音嘶哑、咽痛。

人参双花茶

原料 人参、金银花、五味子各 10 克。

制用法 将以上 3 味放入茶包袋中，用沸水冲泡 15～30 分钟，代茶饮用。

功效 清解肺热，止咳敛肺。用于久咳不止、支气管炎咳嗽等。

僵蚕茶

原料 末茶、白僵蚕各 30 克。

制用法 ❶将以上配方共研细末，用细纱布包好，放碗内，盖定。

❷冲入 100 毫升沸水，临睡前饮之。

功效 化痰止咳。治疗咳嗽，喉中如锯，不能睡卧。

蜜茶

原料 茶叶 3 克，蜂蜜适量。

制用法 ❶将茶叶放入茶包袋，用开水冲泡。

❷待茶水温凉后加入蜂蜜，每隔 30 分钟饮用 1 次。

功效 可治咽干口渴、咽喉肿痛等症。

桂花橘皮茶

原料 干桂花 3 克，橘皮 10 克。

制用法 ❶将桂花、橘皮一同放入茶包袋中。

❷置于杯中，冲入沸水，温浸 10 分钟，代茶饮用。每日 1 剂。

功效 燥湿化痰，理气散瘀。治痰湿咳嗽。

桑菊银花茶

原料 桑叶、菊花各 5 克，金银花、防风各 10 克。

制用法 ❶将以上材料放入茶包袋中，用沸水冲泡，20 分钟，取汁。

❷代茶温饮，每日 1 剂，药渣可再煎服用。

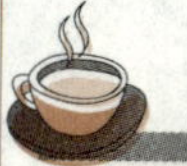

功效 疏散风热。适用于感冒，症见发热重，恶寒轻，咽痛口渴，咳嗽痰黄，舌红苔黄，脉浮数。

车前子橘皮茶

原料 车前子 15 克，橘皮 10 克，蜂蜜 20 克。

制用法 ❶将车前子用文火炒黄，与橘皮一同放入茶包袋中。

❷置于杯中，用沸水冲沏，候温，调入蜂蜜，代茶饮用。每日 1 剂。

功效 清热利水，祛痰镇咳。适用于痰湿型咳嗽。

柿饼茶

原料 柿饼6个，冰糖15克，茶叶5克。

制用法 ❶柿饼与冰糖共煮烂后，将茶包用沸水冲泡。

❷取茶汁拌入，食用，每日1剂。

功效 有助于治疗肺虚咳嗽、痰多等症。

芒果茶

原料 芒果肉50克，绿茶0.5～1克，白糖25克。

制用法 ❶将芒果肉，绿茶放入茶包袋中。

❷用开水冲泡，加入白糖调味，分2次温服，每日服1剂。

功效 可治疗咳嗽、痰多、气促等。

竹梅茶

原料 咸橄榄5个，乌梅2个，绿茶、竹叶各5克，白糖适量。

制用法 ❶将咸橄榄、乌梅、绿茶、竹叶、白糖一起放入茶包袋中。

❷用沸水冲泡，取汁饮用即可。每日2剂，每剂1杯，温服。

功效 清肺润喉，可治疗急、慢性咽炎和劳累过度引起的失音。

银麦茶

原料 金银花、麦冬各6克，生甘草、桔梗各3克。

制用法 ❶上述材料一起放入茶包袋中，置于杯中。

❷倒入沸水，盖盖子闷泡约10分钟后饮用。

功效 化痰提气，使呼吸更顺畅。

萝卜茶

原料 白萝卜100克，茶叶5克，食盐适量。

制用法 ❶白萝卜洗净、切丁，放入茶包袋中，用沸水冲泡，加盐调味。

❷再加入茶叶冲泡后的茶汁饮用，每日服2剂。

功效 治疗咳嗽、痰多。

头　痛

头痛是人们在日常生活中经常会遇到的病症，按病因分有外感头痛与内伤头痛。头痛就是指由于外感与内伤，致使脉络绌急或失养，清窍不利所引起的以病人自觉头部疼痛为特征的一种病症。通过按摩太阳、阳明、少阳、太阴、厥阴、少阴等穴位可以缓解头痛。外感头痛，以突然而作，其痛如破，痛无休止为特征，其痛多以掣痛、跳痛、灼痛、胀痛或重痛为主；内伤头痛，以缓慢而病，痛势绵绵，时痛时止，长久不愈为特征，其痛多以空痛、隐痛、昏痛，遇劳或情志刺激而发作与加重为主。日常生活中遇到头痛，用一些茶包小偏方，会有显著疗效。

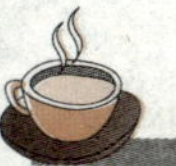

红糖生姜茶

原料 生姜10克，红茶15克，红糖5克。

制用法 ❶将生姜切成薄片，同红茶、红糖混合在一起，用茶包包好。

❷将茶泡放入茶壶中，用热水冲泡饮用。

功效 祛风，止痛，适合于风寒头痛。

辣子茶

原料 干红辣椒200克，茶叶50克，花椒适量。

制用法 ❶将干红辣椒揉碎，加入茶叶，同3粒花椒一起用细纱布包起来。

❷取包好的茶包，用热水冲泡饮用。

功效 散寒解表，止痛，对伤风头痛有显著疗效。

核桃葱茶

原料 核桃仁30克，绿茶15克，葱白10克。

制用法 ❶将核桃仁捣碎，葱白

切成碎末，两者分为3等份，用细纱布包好。

❷将包好的茶包用热水冲泡，饮用。

功效 止痛，发汗，对风热头痛有很好的疗效。

偏正头风茶

原料 香白芷75克，川芎、甘草、川乌头各30克。

制用法 ❶将以上材料共研末，分成10份，用细纱布包好，制成茶包。

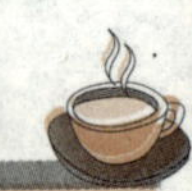

❷每次取1包，用细茶、薄荷煎汤取汁送下，每日1~2次。

功效 治疗偏头痛。

将军茶

原料 大黄10克，黄酒适量，茶叶3克。

制用法 ❶大黄用黄酒炒3次。

❷将大黄研末，服用时，将3克茶叶放入茶包袋中，沸水冲泡出茶汤，送服大黄末，每日1~2次。

功效 治疗热厥头痛。

菁芳无头香茶

原料 菁芳草、无头香各22克，西洋参15克，柴胡11克，红茶7克。

制用法 ❶将所有材料用棉布包好，用清水过滤。

❷将过滤好的材料放入茶包袋中，用沸水冲泡，15分钟后将汤汁过滤饮用。

功效 解毒止痛，治疗肠胃病，头晕、头痛等症状。

洋甘菊鼠尾草茶

原料 洋甘菊、鼠尾草、西洋参各15克，铁观音7克。

制用法 ❶将所有材料用棉布包好，用清水过滤。

❷将过滤后的材料放入茶包袋中，用沸水冲泡，15分钟后将材料与汤汁取出，过滤后即可饮用。

功效 有助于睡眠，治头痛，痛经等。

荷叶山楂茶

原料 荷叶120克，山楂300克，冰糖20粒。

制用法 ❶将干荷叶撕碎。

❷把全部材料分为 20 份，分别放入 20 个茶包袋中。

❸每次取 1 袋，用沸水冲泡，20 分钟后即可饮用，可反复冲泡。

功效 降压，降肝火，治疗肝火引起的头痛。

川芎天麻茶

原料 川芎、天麻各 15 克，葛根、白芷、铁观音各 7 克。

制用法 ❶将葛根、白芷用清水洗净。

❷将所有的材料用细纱布包好，用沸水冲泡，15 分钟左右滤汁饮用。

功效 舒缓头痛，改善睡眠。

胡椒糖茶

原料 白胡椒粉 1/4 勺，红糖适量。

制用法 ❶将白胡椒与红糖一同放入茶包中。

❷用沸水冲泡，摇匀，2 分钟后即可饮用。

功效 温胃祛寒，调理风寒感冒，头痛。

陈皮荷叶茶

原料 陈皮 180 克，干荷叶 120 克。

制用法 ❶将陈皮切成细条，干荷叶撕碎。

❷将所有材料分为 20 份，放入 20 个茶包袋中。

❸每次取 1 袋，用沸水冲泡，1 分钟后将水倒掉。再次冲泡，20 分钟后即可饮用。

功效 化痰祛湿，治疗常见头痛。

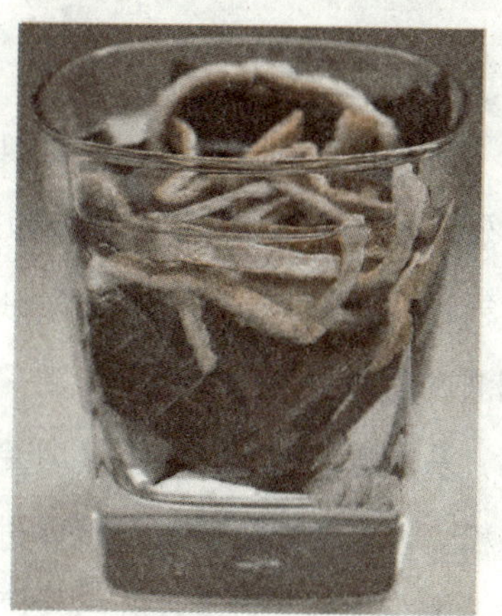

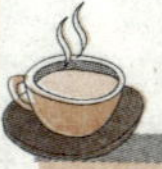

迷迭马鞭草茶

原料 迷迭香、马鞭草各 10 克，薄荷、铁观音各 6 克。

制用法 ❶将上 3 味材料和铁观音一同用棉布包好，用清水过滤。

❷将所有过滤好的材料放入茶包袋中，用沸水冲泡，15 分钟后即可饮用，可反复冲泡。

功效 活血，止痛，健肠胃。

菖蒲天麻茶

原料 石菖蒲、天麻各 19 克，西洋参 15 克，柴胡、玉竹各 11 克。

制用法 ❶将所有材料用清水过滤。

❷将过滤好的材料放入茶包袋中，用沸水冲泡，15 分钟左右将汤汁过滤，即可饮用。

功效 有助于提神醒脑，治疗头痛、头晕等。

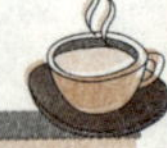

支气管炎

支气管炎多由细菌、病毒以及物理或化学刺激等因素引起。多因外感时邪、烟呛等而致痰饮内聚所致，通常在冬春季节发病。根据病情的长短，支气管炎症分为急性和慢性两种。急性支气管炎常以伤风着凉、疲乏劳累、烟酒过量、上呼吸道感染为常见诱发因素。慢性支气管炎是常见病、多发病，系由急性支气管炎未及时治疗，经反复感染，长期刺激，如吸烟、吸入粉尘、病毒细菌感染、机体过敏、气候变化、大气污染等诱发导致而形成。中医认为，有风寒风热、燥火、七情伤感、脾虚不运、湿痰浸肺、阴虚火灼、肺失宣降、气逆于上而咳喘咯痰形成慢性支气管炎。经常喝茶对支气管炎有良好的疗效。

芪药二冬茶

原料 山药 25 克，黄芪，天冬、麦冬、黄精各 15 克。

制用法 ❶将以上诸药用擀面棒碾碎，用细纱布包好，制成茶包。

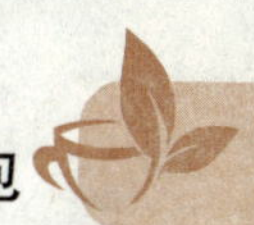

❷将茶包放入杯中，用沸水冲泡20分钟，取汁。代茶温饮，每日1剂，药渣可再煎服用。

功效 补气养阴。适用于慢性支气管炎。症见气短神疲，口咽干燥，咳嗽少痰，干咳痰，大便不畅。

甜瓜茶

原料 甜瓜250克，冰糖25克，绿茶1克。

制用法 ❶将甜瓜洗净，切片，与冰糖、绿茶一起放入茶包袋中。

❷用沸水冲泡10分钟后，即可饮用。

功效 辅助治疗慢性气管炎。

杏红茶

原料 苦杏仁、九侯仙茶、鱼腥草各10克。

制用法 ❶将苦杏仁、九侯仙茶、鱼腥草共研细末，用细纱布包好，制成茶包。

❷用开水冲泡，代茶饮，每日1剂。

功效 清热化痰。用于急、慢性气管炎的辅助治疗。

枇杷叶芦根茶

原料 枇杷叶10克，芦根25克，桔梗6克，白糖20克。

制用法 将枇杷叶、芦根、桔梗制为粗末，与白糖一同装入茶包袋中，放入茶壶，用沸水冲沏，代茶饮用。每日1剂。

功效 宣肺清热，化痰止咳。适用于风热型急性支气管炎。

人参胡桃茶

原料 胡桃肉6～12克，人参3～6克，生姜3片。

制用法 ❶将人参洗净，切片，胡桃肉捣碎，与生姜片一起放入茶包袋中。

❷将茶包放入保温瓶中，沸水冲泡，闷盖15分钟，代茶频饮。同时嚼参片。

功效 温补肺肾，纳气定喘。主治慢性咳喘症。

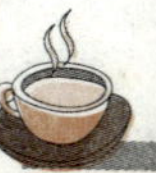

杏仁麻黄茶

原料 杏仁9克，麻黄6克，甘草3克，生姜3片。

制用法 ❶将以上4味药材制为

粗末，用细纱布包好，放入杯中。

❷沸水冲沏，代茶饮用。每日1剂。

功效 疏风散寒，宣肺止咳。适用于风寒型急性支气管炎。

地骨皮茶

原料 地骨皮15克。

制用法 ❶将地骨皮洗净，放入茶包袋中。

❷置于茶壶，用沸水冲泡。代茶饮服。

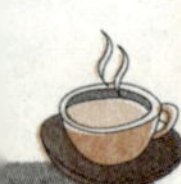

功效 清热凉血。脾胃虚寒者忌服。形寒肢冷、阳虚体质者不宜服用。

橘红茶

原料 橘红1片（3～6克），绿茶4.5克。

制用法 ❶将橘红与茶叶一起放入茶包袋中。

❷沸水冲泡，再入沸水锅中隔水蒸20分钟后即可。每日1剂，不拘时频饮。

功效 润肺清痰，理气止咳。适用于咳嗽痰多，痰粘，难以咳出等症。

正橘茶

原料 干橘皮、茶叶各2克。

制用法 将以上2味一起放入茶包袋中，用沸水冲泡5分钟即成。每日1剂。

功效 镇咳化痰。适用于支气管炎。

川贝莱菔茶

原料 川贝母、莱菔子各15克。

制用法 ❶将川贝母、莱菔子共研粗末，用细纱布包好。

❷放入茶杯中，用沸水冲泡，代茶饮服。

功效 润肺化痰，降气止咳，平喘。用于慢性支气管炎之咳嗽痰多等症。

葱枣茶

原料 大枣20克，甘草5克，葱须25克，绿茶1克。

制用法 ❶将大枣与甘草洗净，同葱须、绿茶一起放入茶包袋中。

❷用沸水冲泡，分3～6次温饮。

功效 辅助治疗气管炎。

茄子茶

原 料 干茄子根10~20克，绿茶1~2克。

制用法 ❶将茄子根切细，与绿茶一起放入茶包。

❷用沸水冲泡10分钟即可，每日1剂，分2~3次服完。

功 效 适用于支气管炎。

薄荷叶茶

原 料 干薄荷叶15克。

制用法 ❶将干薄荷叶洗净，放入茶包袋中。

❷置于茶壶，用沸水冲泡。代茶饮服。

功 效 清热解暑。阴虚血燥，肝阳偏亢，表虚汗多者忌服。

平喘茶

原 料 麻黄3克，黄柏4.5克，白果仁15个（打碎），茶叶6克，白糖30克。

制用法 ❶前4味装入茶包加水适量，共煎取汁，加白糖即可。

❷逐日1剂，分2次服饮，在病发呼吸困难时饮用。

功 效 可宣肺肃降，平喘止咳。适用于哮喘等。

双皮茶

原 料 桑白皮15克，地骨皮12克，炙甘草3克。

制用法 ❶将上3味制为粗末，用细纱布包好，放入杯中。

❷用沸水冲沏，代茶饮用。每日1剂。

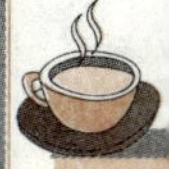

功 效 清肺泻热，平喘止咳。适用于郁火扰肺型慢性支气管炎。

银花连翘茶

原 料 金银花、连翘10克。

制用法 ❶将以上2味洗净，放入茶包袋中。

❷置于茶壶，用沸水冲泡。代茶饮服。

功 效 清热解毒，宣散透邪，消痈散结。脾胃虚寒及气虚疮疡脓清者忌服。

肺 炎

肺炎指的是肺泡发炎，主要因感染病毒、病原体、细菌、真菌等所引起。本病分为大叶性、小叶性、间质性、病原体性、非典型性、中毒性等多种形式。它是由病原体侵入机体，尤其细菌感染，如肺炎球菌、金黄色葡萄球菌、军团菌、霉菌、克雷白肺炎杆菌等所引起的。肺炎发病之初，伴有轻微的感冒现象，几小时后，高烧、呼吸急促、咳嗽、面红、胸痛或咯出脓状铁锈色般浓痰，小儿时有痉挛发生。病重者神志模糊、嗜睡、谵妄、下痢、蛋白尿、烦躁不安等。该病来如闪电，去得也快，很容易引发肋膜炎、心囊炎、肺坏病等，甚至导致生命危险。经常喝茶，有助于清热解毒，降气止咳。

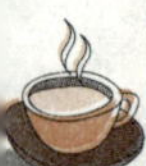

熟地麦冬饮

原料 熟地黄、麦冬100克。

制用法 ❶将熟地黄和麦冬一同放入茶包袋中。

❷用沸水冲泡，取汁代茶饮用。每日1剂，连服4天。

功效 润肺化燥，滋阴补肾。适用于肺炎恢复期，症见低热自汗，咳嗽少痰，手足心热。

百合花茶

原料 百合花6克。

制用法 ❶将百合花放入茶包袋中，置于茶壶。

❷加沸水冲泡即成。代茶饮用。

功效 润肺止咳，清心安神。

莲杏饮

原料 穿心莲25克，杏仁9克，千里光30克。

制用法 ❶将穿心莲、杏仁和千里光一同放入茶包袋中，置于杯中。

❷用沸水冲泡，取汁饮用。每日1剂，分两次服用，连服3~5日。

功效 清热解毒，降气止咳。适用于肺炎初期，症见微恶风寒、发热、咳嗽、咳痰等。

石膏鱼腥草茶

原料 生石膏60克，鱼腥草30克，桔梗15克。

制用法 ❶将生石膏打碎，同鱼腥草、桔梗一起放入茶包袋中。

❷用沸水冲泡20分钟，取汁，代茶饮用。每日1剂。

功效 清热泻火，化痰止咳。适用于邪热型肺炎。

百合蜜茶

原料 百合30克，蜂蜜20克。

制用法 ❶将百合放入茶包袋中，用沸水冲泡。

❷加入蜂蜜调味，搅匀，代茶饮服，每日2次。

功效 润肺止咳，宁心安神。适用于肺结核。

连翘芦根茶

原料 连翘18克，芦根15克，玄参、前胡各9克。

制用法 ❶将上4味制为粗末，用细纱布包好。

❷放入保温杯中，冲入沸水，加盖温浸30分钟，代茶饮用。每日1剂。

功效 清热解毒，宣肺化痰。适用于风温型肺炎。

二根茶

原料 白茅根、芦根各30克。

制用法 ❶将白茅根和芦根一同切丁，放入茶包袋中。

❷用沸水冲泡，取汁，代茶饮用。

功效 清热生津，除烦止咳，凉血止血。适用于肺炎证属肺热咳嗽者。

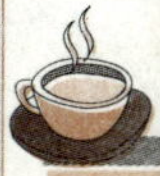

胖大海茶

原料 胖大海2枚。

制用法 ❶将胖大海洗净，放入茶包袋中。

❷置于茶壶，倒入沸水浸泡15分钟。代茶饮用。

功效 清肺热，利咽喉。

蒲公英大青叶茶

原料 蒲公英、大青叶各30克。

制用法 ❶将蒲公英和大青叶一同放入茶包袋中。

❷用沸水冲泡，20分钟。取汁，代茶饮。

功效 清热解毒，清肺止咳。适用于急性肺炎，症见咳喘痰黄或灰白。

款冬花茶

原料 款冬花9克。

制用法 ❶将款冬花用蜂蜜拌炒，每取9克，放入茶包袋中。

❷置于茶杯中，沸水冲泡15～20分钟。不拘时间代茶饮用。

功效 润肺下气，止咳化痰。燥热咳喘者不宜饮用。

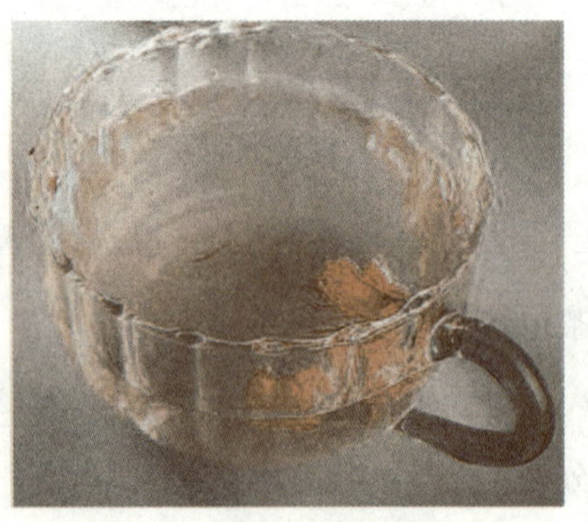

人参玉竹茶

原料 人参6克，玉竹12克。

制用法 ❶将上2味制为细末，用细纱布包好，放入杯中。

❷用沸水冲沏，代茶饮用。每日1剂。

功效 益气养阴，润燥生津。适用于气阴两伤型肺炎。

罗汉果茶

原料 罗汉果1枚，绿茶适量。

制用法 ❶将罗汉果果壳敲碎，取出果瓤，切碎同绿茶一起放入茶包袋中。

❷置于茶壶中，加沸水冲泡10分钟。代茶饮用。

功效 清肺止咳，润肠通便。体质虚寒者应慎用。

瓜蒌茶

原料 瓜蒌5克，甘草3克，绿茶2克。

制用法 ❶瓜蒌与甘草一起碾碎，同绿茶放入茶包袋中。

❷用沸水冲泡，即可饮用。

功效 辅助治疗肺炎。

柿叶茶

原料 柿叶10克，绿茶2克。

制用法 ❶将柿叶洗净，切碎，蒸30分钟，烘干备用。

❷以上2味一起放入茶包袋中，用沸水500毫升浸泡5分钟。茶饭后服，每日1剂，分3次服完。

功效 清热润肺。适用于肺炎。

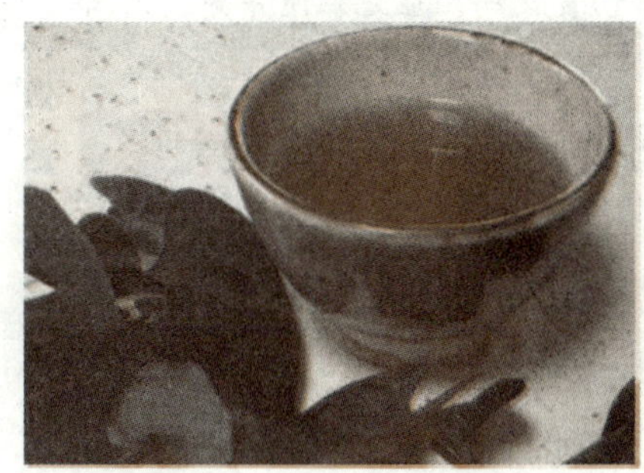

贝母半夏茶

原料 贝母、半夏各9克，生姜汁5克。

制用法 ❶将贝母、半夏放入茶包袋中。

❷用沸水冲泡15分钟后取汁，兑入适量生姜汁。代茶饮用。

功效 燥湿化痰。一切血证及阴虚燥咳、津伤口渴者忌服。

百部茶

原料 百部、红糖各20克。

制用法 ❶将百部研末，放入茶包袋中。

❷开水浸20分钟后，加入红糖，搅匀，代茶饮服。

功效 抑制结核杆菌。主治肺结核咳嗽。

麦冬桑叶贝母茶

原料 麦冬、贝母、霜桑叶各9克。

制用法 ❶将贝母捣烂，与麦冬、桑叶一同放入茶包袋中，置于茶壶。

❷用沸水冲泡20分钟。也可加水煎煮，取汁。代茶饮用。

功效 清肺化痰，养阴止咳。中焦虚寒者或寒痰水湿所致的咳嗽不宜。

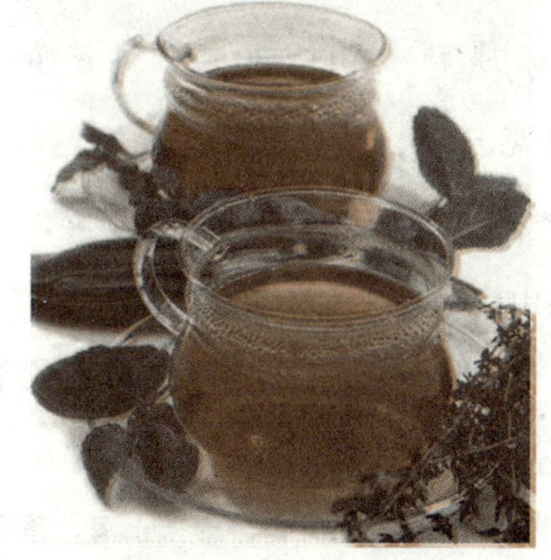

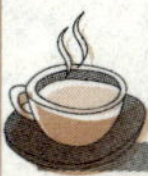

腹　泻

腹泻是一种常见疾病，是指排便次数明显超过平日习惯的频率，粪质稀薄，水分增加，每日排便量超过200克，或含未消化食物或脓血、黏液。腹泻常伴有排便急迫感、肛门不适、失禁等症状。腹泻分急性和慢性两类。急性腹泻发病急剧，病程在2~3周之内。慢性腹泻指病程在2个月以上或间歇期在2~4周内的复发性腹泻。

大蒜茶

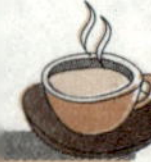

原料 大蒜2个，一羹匙茶叶。

制用法 ❶大蒜切片与茶叶一起放入茶包，加水煎煮。

❷水滚后再煮1~2分钟，趁热服下。2~3次便可痊愈。

功效 适用于腹泻。

山楂莱菔子茶

原料 焦山楂30克，炒莱菔子20克。

制用法 ❶将炒莱菔子捣碎，与焦山楂一同放入茶包袋中。

❷置于茶壶，用沸水冲沏，代茶饮用。每日1剂。

功效 行气消食，除胀止泻。适用于伤食腹泻，症见黏便异臭，腹痛。

木香茶

原料 广木香12克。

制用法 ❶将广木香制为粗末，用细纱布包好，放入保温杯中。

❷冲入沸水，加盖温浸30分钟，代茶饮用。每日1剂。

功效 健脾消食，行气止痛。适用于伤食腹泻。

车前子红茶

原料 车前子、红茶各2克。

制用法 ❶取车前子、红茶一起放入茶包袋中。

❷将茶包置于大茶杯中，冲入沸

水200毫升左右，盖闷30分钟左右即可。当温度适宜时开始频频饮服。1日内服完。

功效 健脾利水，化湿止泻。适用于脾虚湿盛引起的慢性腹泻。

白术止泻饮

原料 白术、山药各20克，茯苓15克，乌梅10克，红糖适量。

制用法 ❶将上述药材制成粗末，一起放入茶包袋中。

❷用沸水冲泡30分钟后，加入红糖溶化即可。当茶饮用，每日1剂。

功效 健脾益气，利湿止泻。症见大便稀溏、水泻、苔白、脉沉细等。

葛根芩连茶

原料 黄连3克，葛根、黄芩、神曲、藿香各5克。

制用法 ❶将以上诸药制成粗末，放入茶包袋中。

❷置紫砂茶杯中，加开水适量，冲泡20分钟，滤渣取汁。代茶温饮，每日早晚各1次。

功效 清热利湿止泻。适用于泻下稀薄，水分较多，粪色深黄而臭，或见少许黏液，腹部时痛，食欲不振，肢体倦怠，口渴，尿黄，苔黄腻。

石榴茶

原料 石榴叶60克，生姜15克，盐30克。

制用法 ❶先将3味茶材一同炒黑，然后放入茶包袋中。

❷用沸水冲泡20分钟，代茶服。每日1剂，分上、下午2次温服。

功效 温中散寒，润肠止泻。适用于急性胃肠炎患者。

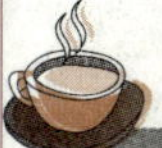

生姜苏叶茶

原料 苏叶10克，生姜、绿茶各15克。

制用法 ❶将以上药材制成粗末，放入茶包袋中，置于茶杯。

❷加开水冲泡5分钟即成。每日1剂。

功效 温中，止泻，收敛。适用于寒湿腹泻。

银花大黄茶

原料 金银花15克，制大黄9克。

制用法 ❶将制大黄研为粗末，与金银花一同放入茶包袋中，置于保温杯中，冲入沸水。

❷加盖温浸30分钟，代茶饮用。每日1剂。

功效 清热泻火，破积行瘀。适用于湿热腹泻；症见暴注下迫、肛门灼热、身热口渴、腹痛、心烦尿赤等。

正气止泻茶

原料 藿香、苏叶、厚朴、陈皮、半夏、茯苓各5克。

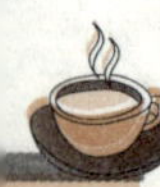

制用法 ❶将以上诸药制成粗末，放入茶包袋中，置于茶杯中。

❷用沸水冲泡20分钟，取汁。代茶温饮，每日早晚2次。

功效 疏风散寒，和胃止泻。适用于风寒型泄泻。症见泄泻清稀，中多泡沫，臭气不堪，肠鸣腹痛，或兼恶寒发热，苔白腻。

防风葱白茶

原料 防风10克，葱白3茎，藿香5克，白蔻3克。

制用法 ❶将上4味制为粗末，用细纱布包好，放入茶壶中。

❷用沸水冲沏，代茶饮用。每日1剂。

功效 散寒除湿，行气解表。适用于寒湿腹泻。

茵陈陈皮茶

原料 茵陈15克，陈皮10克。

制用法 ❶将上2味混合，放入茶包袋中。

❷置于杯中，用沸水冲沏，代茶饮用。每日1剂。

功效 清热利湿，理气健脾。适用于湿热腹泻。

生姜花椒茶

原料 生姜15克，花椒、红糖各10克。

制用法 ❶将生姜洗净切片，花椒捣碎，与红糖一同放入茶包袋中。

❷置于保温杯中，冲入沸水，加盖温浸30分钟，代茶饮用。每日1剂。

功效 温中和胃，散寒除湿。适用于寒湿腹泻，症见便稀腥秽，腹痛肠鸣，或有呕吐，头晕纳呆，胸腹痞闷等。

便　秘

便秘又称大便干燥，是临床上常见的一个症状。中医学将便秘分为“阳结”“阴结”2类。认为便秘由多种原因引起，胃肠燥热，耗伤津液，忧愁思虑，久坐少动，气机郁滞，劳倦内伤，年老体弱，气血不足等，都可以导致大肠传导失常，引起便秘。大多数健康人每天排便1次，粪便柔软成形，排便通畅。如果因某种原因粪便在肠道内滞留时间过长，粪便内的水分被过度吸收，以致粪便过于干燥、坚硬，甚至形成如羊屎样球，排便困难，失去正常排便规律，每隔2~3天或更长时间才排便1次，称为便秘。喝茶对便秘有奇特疗效。

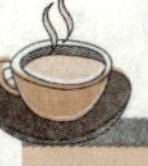

阿胶葱蜜茶

原料 阿胶10克，葱白4根，蜂蜜15克。

制用法 ❶将葱白洗干净切成段，将葱白段放入茶包袋中，用沸水冲泡10分钟。

❷加入阿胶、蜂蜜炖化即成。代茶饮用。

功效 补血养血，润肠通便。适用于血虚乏力，大便干结。

二柑茶

原料 广柑、柑橘各500克，白糖、茶叶各适量。

制用法 将广柑、柑橘去皮核，同茶叶一起放入茶包袋中，用沸水冲泡，取汁，加白糖，拌匀热饮。

功效 清肠热毒，速泻肠胃。

黄荆茶

原料 大黄10克，荆芥、茶叶各5克。

制用法 将以上3味药材制成粗末，放入茶包袋中，用沸水冲泡，取汁，热饮。

功效 治疗热结便秘。

空心菜荸荠茶

原料 空心菜250克，荸荠20个，蜂蜜30克。

制用法 ❶将荸荠洗净，去皮切片，空心菜洗净切碎，共放入茶包袋中。

❷用沸水冲泡10分钟，取汁，调入蜂蜜，代茶饮用。每日1剂。

功效 清热泻火，润肠通便。适用于便秘。

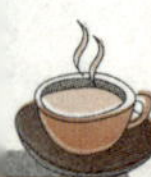

葱汁茶

原料 葱和茶叶末各适量。

制用法 将葱洗净，切段，放入茶包袋中，用开水冲泡，与茶叶末调匀。热服，每日1次。

功效 润肠通便。适用于便秘等。茶叶末忌多。

二仁通幽茶

原料 桃仁9粒，郁李仁6克，当归片、藏红花各5克，小茴香1克。

制用法 ❶将以上5味洗净，混合，装入茶包袋中。

❷用沸水冲泡30分钟，去渣取汁即成。上下午分饮。

功效 润肠通便，行气活血。适用于便秘等。孕妇忌服。

草决明茶

原料 草决明300克。

制用法 ❶每次取草决明60克，放入茶包袋中。

❷用开水冲服，当茶饮，每日服1剂。每剂煎服2次。

功效 润肠通便，降血脂。治疗习惯性便秘。

增液麦冬茶

原料 玄参15克，麦冬、生地各12克。

制用法 ❶将以上药材制成粗末，放入茶包袋中。

❷用沸水冲泡20分钟，滤渣取汁。代茶温饮，每日1剂，药渣可再煎服用。

功效 滋阴增液，润燥通便。适用于阴虚肠燥便秘。

韭菜子茶

原料 韭菜子适量。

制用法 ❶将韭菜子炒干后研为细末，取3克装入茶包袋中。

❷用沸水冲泡，热服，1日3次。

功效 治疗老年人肠麻痹无力之便秘。

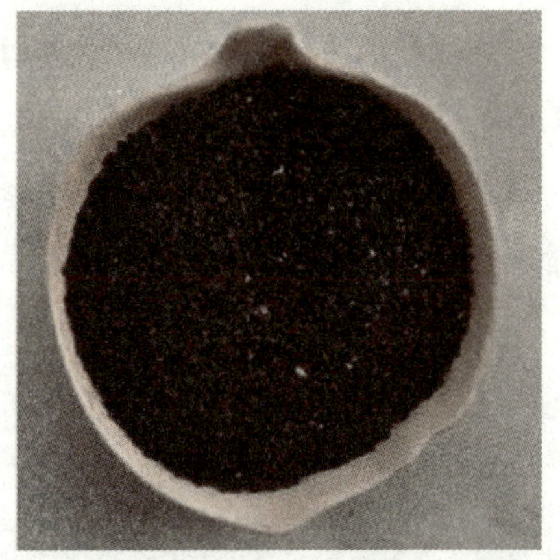

导气通便茶

原料 茶叶末3克，葱白5克。

制用法 ❶将茶叶末和葱白放入茶包袋中，置于茶壶。

❷加沸水冲泡，稍闷即成。代茶温饮，每日1~2次。

功效 导气通便。适用于便秘等。茶叶末忌多。

决明子茶

原料 决明子、茶叶各适量。

制用法 ❶将决明子、茶叶混合，装入茶包袋中。

❷用开水冲泡，数分钟后，饮服。

功效 有清肝明目、润肠通便的作用。

番泻叶茶

原料 番泻叶5~10克，白糖适量。

制用法 ❶将番泻叶洗净，装入茶包袋中，放入茶壶。

❷加沸水冲泡，稍闷，加入白糖即成。代茶频饮，一般可冲泡3~5次。

功效 泻热导滞，行水消胀，润肠排毒。适用于便秘等。体虚及孕妇忌服。

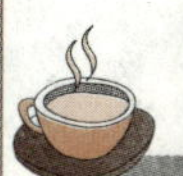

蒲公英蜜茶

原料 鲜蒲公英60克（干品则25克），蜂蜜30克。

制用法 ❶将蒲公英放入茶包袋中。

❷用沸水冲泡（鲜品20分钟，干品30分钟），加蜂蜜调和，一次服下，亦可分成2次服，每日1剂。

功效 清热解毒，消痈散结，对葡萄球菌、痢疾杆菌均有抑菌作用。

黄豆皮茶

原料 黄豆皮120克。

制用法 ❶将黄豆皮装入茶包袋中。

❷放入茶杯中，加开水冲泡取汁液。代茶频饮。

功效 健脾宽中，润燥通便。适用于便秘等。

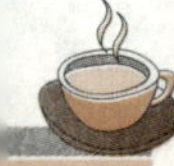

黄芪芝麻奶茶

原料 黄芪20克，黑芝麻、蜂蜜各60克，鲜牛奶200克。

制用法 ❶黄芪、黑芝麻烘干研成粉末，用茶包袋装好，放入茶杯中。

❷沸水冲泡，取汁与牛奶、蜂蜜配成饮料。早晚空腹服下。黄芪分2次用，每次10克。

功效 补气滋阴通便。适用于便秘等。实证及阴虚阳盛者忌服。

火麻仁苏子茶

原料 火麻仁15克，紫苏子10克。

制用法 ❶将上2味捣烂，用细纱布包好，放入杯中。

❷用沸水冲沏，代茶饮用。每日1剂。

功效 下气开郁，润燥滑肠。适用于便秘。

橄榄生姜茶

原料 鲜橄榄7个，红糖15克，生姜5片。

制用法 ❶鲜橄榄洗净并捣碎，加入红糖、生姜，一起放入茶包袋中。

❷用开水200毫升冲泡10分钟，然后滤出汤汁。待温饮用，每日2次。

功效 解毒消炎，润肠通便。适用于便秘等。胃酸过多者不宜食用。

神经衰弱

神经衰弱是一种常见的功能性疾病。本病以精神活动容易兴奋但也容易疲劳为主要特征，常自觉身体有多种不适感觉，且部位常不固定，但检查后很少有病患。它不是由于神经系统的病变所引起，在大脑等神经系统并没有发生病理性的改变，而是由于精神状态过度紧张而造成的神经系统的生理功能失调。神经衰弱的发展很缓慢，初期时可出现头痛、头昏、周身不适，然后睡眠节律颠倒，白天昏昏沉沉，晚上头脑清醒，不易入眠，多梦易惊，以致食欲不振，全身无力，记忆力减退，工作学习效率锐减，情绪波动。常喝茶能有效缓解神经衰弱等症状。

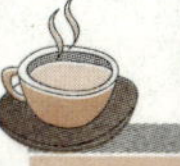

茉莉薰衣草

原料 茉莉花3~5朵，薰衣草1小匙，蜂蜜适量。

制用法 ❶将上述2味材料放进茶包袋中，置于茶杯中。

❷冲入沸水，加盖闷1~2分钟后即可服用。代茶饮用，每日数次。

功效 此茶具有养心安神，疏肝解郁，补气养血的作用，可以舒缓忧郁型的神经官能症，改善不良睡眠。

百合二冬茶

原料 百合15克，天门冬、麦门冬各10克。

制用法 ❶将上述药材混合，放入茶包袋中，置于茶杯中，用沸水冲泡20分钟，滤煮取汁。

❷代茶温饮，每日1剂，药渣可再煎服用。

功效 滋阴降火，清心安神，适用于阴虚火旺所致的失眠多梦、小便短少等症。

莲心茶

原料 莲心、竹叶各15克，桂圆肉3枚。

制用法 ❶将竹叶洗净，放入茶包袋中，用沸水冲泡，20 分钟，滤渣取汁。

❷用热茶汁泡莲心、桂圆肉。代茶温饮，每日 1 剂，药渣可再煎服用。

功效 清心除烦，补血养心。适用于心火内盛，症见心烦，口渴，失眠，多梦，小便短赤。

知母茶

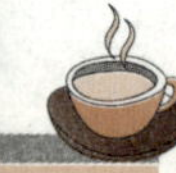

原料 知母 12 克。

制用法 ❶将知母制为粗末，用细纱布包好，放入杯中。

❷用沸水冲沏，代茶饮用。每日 1 剂。

功效 滋阴清肺，解热除烦。适用于心肾阴虚型神经衰弱。

枣根丹参茶

原料 酸枣树根 50 克，丹参 12 克。

制用法 ❶将上 2 味制为粗末，用细纱布包好，放入茶杯中。

❷用沸水冲泡 30 分钟，取汁，代茶饮用。每日 1 剂。

功效 安神定志，除烦。适用于神经衰弱。

枣仁蜂蜜茶

原料 炒酸枣仁 15 克，蜂蜜 30 克。

制用法 ❶将酸枣仁放入茶包袋中，置于茶杯中，用沸水冲泡，加盖闷泡 10 分钟左右即可。

❷饮用时依个人口味调入适量蜂蜜。代茶饮用，每晚 1 剂。

功效 养心安神，补肾阴虚，适用于心肾阴虚型神经衰弱，可以改善失眠、多梦、健忘等症。内有实邪郁火及肾虚滑泄、梦遗者慎服此茶。

桑葚地黄茶

原料 桑葚、生地黄、白芍各 15 克。

制用法 ❶将上 3 味制为粗末，用细纱布包好，放入保温杯中。

❷冲入沸水，加盖温浸 30 分钟，代茶饮用。每日 1 剂。

功效 滋阴补血，清热除烦。适用于心肾阴虚型神经衰弱。

迷迭香玫瑰茶

原料 迷迭香干品3克，甘草2片，玫瑰花干品6朵。

制用法 ❶将上述材料一起放入茶包袋中，置于杯中。

❷倒入沸水，盖盖子闷泡约5分钟后饮用。

功效 淡雅清香，养心安神。

菩提叶茶

原料 菩提叶10克，蜂蜜适量。

制用法 ❶将菩提叶剪成小碎片，装入茶包袋中，放入杯中。

❷倒入沸水，盖盖子闷泡约8分钟。待温热后，调入蜂蜜即可饮用。

功效 调节神经，改善睡眠。

竹茹茶

原料 竹茹、合欢皮各10克。

制用法 ❶将以上2味装入茶包袋中，用开水冲泡20分钟，滤渣取汁。

❷代茶温饮，每日1剂，药渣可再煎服用。

功效 清热化痰，除烦安神。适用于痰热内扰所致的睡眠不安，症见口苦，心烦，难以入睡，或睡后易醒，睡时多梦。

夏枯草黄连茶

原料 夏枯草12克，黄连6克。

制用法 ❶将上2味制为粗末，用细纱布包好，放入保温杯中。

❷冲入沸水，加盖温浸30分钟，代茶饮用。每日1剂。

功效 清肝泻火。适用于肝火上炎型神经衰弱。

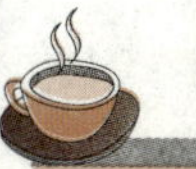

菟丝子柏仁茶

原料 菟丝子15克，柏子仁9克。

制用法 ❶将上2味捣碎，用细纱布包好，放入保温杯中。

❷冲入沸水，加盖温浸30分钟，代茶饮用。每日1剂。

功效 补肾助阳，养心安神。适用于肾阳不足型神经衰弱。

金芍解郁茶

原料 白芍20克，郁金、合欢皮15克。

制用法 ❶将以上药材混合，放入茶包袋中，置于茶杯中。

❷用沸水冲泡20分钟，滤渣取汁。代茶温饮，每日1剂，药渣可再煎服用。

功效 理气养血，解郁安神。适用于肝气郁结所致的胸胁胀闷，烦躁易怒，失眠多梦。

类风湿性关节炎

类风湿性关节炎是一种以关节为主的慢性且具有关节炎病变的全身性疾病。该病主要病变为关节及其周围组织的发炎、萎缩，并引起关节畸形和强硬固定。除此之外，关节或关节附近组织的外伤、过度疲劳、精神创伤、生活环境长期阴冷潮湿等因素，都能促使本病发生。病变的发生有急、慢性之分。临床特点是对称性的多发性关节炎，尤以手足之指、腕、趾、踝等小关节及脊柱关节最易受累。常出现全身不适、皮下结节、贫血和血沉增快、关节肿痛、寒战高热和白细胞增高等症状。早期及急性期发病关节呈红、肿、热、痛和运动障碍，晚期则关节强直或畸形，伴有骨和肌肉萎缩。本病属中医学“痹症”、“历节”、“顽痹”范畴，多由风寒湿邪痹阻脉络，气血不通，关节筋脉失于濡养所致。

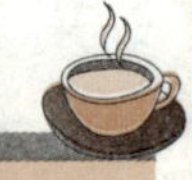

牛膝桑枝茶

原料 川牛膝10克，木瓜、桑枝、鸡血藤各15克。

制用法 ❶将诸药混合，装入茶包袋中，用开水冲泡20分钟，滤渣取汁。

❷代茶温饮，每日1剂，药渣可再煎服用。

功效 活血祛瘀，祛风通络，强筋健骨。适用于风湿及类风湿性关节炎。症见周身关节疼痛，或见关节肿胀，关节活动受限，舌质暗，脉弦。

五加归膝茶

原料 五加皮5克，牛膝2克，当归、花茶各3克。

制用法 ❶将前4味药材混合，放入茶包袋中。

❷用300毫升开水冲泡，取汁泡茶，冲饮至味淡。

功效 祛风除湿，活血祛瘀。适用于鹤膝风、风湿性关节炎、四肢痹痛。

槐子茶

原料 芝麻45克，槐子、核桃肉、细茶叶各15克。

制用法 将以上配方混合，放入茶包袋中，用沸水冲泡，热服。

功效 补肾壮骨，祛风止痛。主治风湿性关节炎等症。

鸡血藤当归茶

原料 鸡血藤30克，当归、丹参各12克，制乳香、制没药、穿山甲各10克。

制用法 ❶将上药制为粗末，用细纱布包好，放入茶杯中。

❷开水冲泡40分钟，取汁，代茶饮用。每日1剂。

功效 扶正祛风，通络止痛。适用于肝肾亏损型风湿性关节炎。

归地灵仙茶

原料 当归8克，熟地15克，威灵仙10克，红花6克。

制用法 ❶将诸药制成粗末，用细纱布包好，放入茶包。

❷用沸水冲泡20分钟，滤渣取汁。代茶温饮，每日1剂，药渣可再煎服用。

功效 补肾养血，祛风除湿，活血止痛。适用于风湿及类风湿性关节炎。症见面色无华，心悸，身体关节疼痛，腰酸无力，舌质暗，脉细。

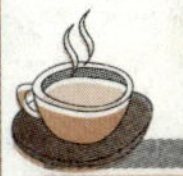

淫羊霍木瓜茶

原料 淫羊霍15克，川木瓜12克，甘草9克。

制用法 ❶将上3味制为粗末，用细纱布包好，放入保温杯中。

❷冲入沸水，加盖温浸30分钟，代茶饮用。每日1剂。

功效 补肾壮阳，祛风除湿，舒筋活络。适用于肝肾亏损型风湿性关节炎。

五加羌茶配方

原料 五加皮5克，羌活、花茶各3克。

制用法 ❶将以上药材混合，放入茶包袋中。

❷用250毫升开水冲泡后饮用，冲饮至味淡。

功效 祛风湿，强筋骨。适用于风湿性关节炎；产后关节疼痛。

瓜叶果茶

原料 木瓜20克，芝麻叶15克，白果12克。

制用法 ❶将以上药材混合，放入茶包袋中。

❷用开水冲泡30分钟，取汁，代茶饮。

功效 治类风湿性关节炎。

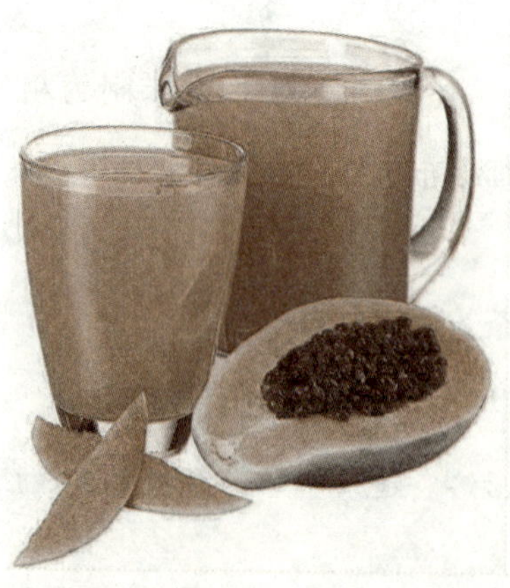

杜仲当归茶

原料 杜仲、当归、川芎各10克，独活15克，牛膝20克。

制用法 ❶将诸药制成粗末，放入茶包袋中，用沸水冲泡20分钟，滤渣取汁。

❷代茶温饮，每日1剂，药渣可再煎服用。

功效 温肾阳，祛风湿，强筋骨，活血祛瘀。适用于风湿类风湿性关节炎。症见关节呈对称性疼痛，或关节变形，活动受限，腰膝酸软，舌暗有瘀点，脉弦。

龟壳枣茶

原料 生乌龟壳1只、红枣20克。

制用法 将龟壳烧存性，研细末，加红枣煮后放杯内，分3天服用。

功效 温经通络。可用于各类关节炎。

低血压

低血压主要是由于高级神经中枢调节血压功能紊乱所引起，以体循环动脉血压偏低为主要症状的一种疾病。通常表现为头晕、气短、心慌、乏力、健忘、失眠、神疲易倦、注意力不集中等。女性会出现月经量少，持续时间短的表现。原发性低血压，又称体质性低血压，女多于男，有家族倾向；继发性低血压的原因很多；而体位性低血压可因植物神经功能失调或压力感受器功能失调引起。中医学认为，本病的发生与肾精不足，心脾两虚，气血不足以及痰阻气机有关。因此，要多喝能够滋补肝肾，提高血压的茶饮。

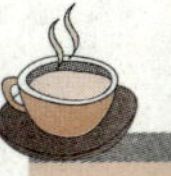

黑芝麻绿茶

原料 黑芝麻30克，绿茶6克。

制用法 ❶将黑芝麻微火炒熟，研碎，与茶叶混合均匀，分成2份，装入茶包袋中，用沸水冲泡，加盖闷泡10分钟就可以了。

❷每日2次，每次1包，可以代茶频繁饮用。

功效 可滋补肝肾，提高血压，适合肝肾阴虚型低血压者饮用。

太子参肉桂茶

原料 太子参10克，肉桂、炙甘草各3克。

制用法 将以上3味混合，放入茶包袋中，用沸水冲泡后代茶饮用，每日1剂。

功效 助阳益气，回升血压。适用于低血压之精神不振、头晕体倦及胃疼、腹痛属虚寒。表实邪盛者不宜饮。

党参杜仲茶

原料 党参、杜仲各15克，大枣5枚。

制用法 ❶将上3味制成粗末，用细纱布包好，放入茶杯中，用开水冲泡20分钟，滤渣取汁。

❷代茶温饮，每日1剂，药渣可再煎服用。

功效 补气养血，补肾养肝。适用于低血压。症见面色皖白，头晕，心悸失眠，气短懒言，神疲乏力，腰膝酸软，舌淡苔白，脉细。

黄芪升麻茶

原料 炙黄芪15克，升麻5克。

制用法 ❶将炙黄芪、升麻放入茶包袋中，置于茶杯中，用开水冲泡20分钟，滤渣取汁。

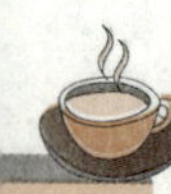

❷代茶温饮，每日饮用1剂，药茶渣可再煎服用。

功效 二者共用，共奏补气升阳之功，适合神疲乏力、心悸失眠的低血压患者饮用。

桂枝甘草五味饮

原料 用桂枝、甘草各15克，五味子25克。

制用法 ❶将上3味研成粗末，分成10份，装入茶包袋中。

❷每次取1份用沸水冲泡，加盖闷15分钟即可。代茶饮。

功效 补阳升压。适用于阳气不足的低血压。孕妇忌饮。

芙蓉迷迭茶

原料 芙蓉花14克，迷迭香10克，人参11克。

制用法 ❶将芙蓉花、迷迭香、人参切片，用茶包袋包起来，用水过滤。

❷将茶包用450毫升的热开水冲泡10～20分钟后，将汤药倒出来过滤即可饮用，人参亦可一起服用。此方为1天的分量，3天服用1次，10次为1周期。

功效 人参是补品之王，多食可强健身体。芙蓉花对调养心血管疾病极有助益，还可缓解疲劳感。迷迭香可以改善心脏无力以及低血压、手脚冰冷等症状。

淮芝藕米茶

原料 淮山药、黑芝麻、藕粉、大米、白糖各50克。

制用法 ❶将黑芝麻、大米均炒熟，然后与淮山药共同研为细末，装入茶包袋中。

❷将茶包放入杯中，加入藕粉和白糖。每次取20克左右，用白开水冲服即可。当早点或者中间加餐饮用。

功效 补气养血，提升血压。适合气血两虚型的低血压患者。

麦地巴戟续断茶

原料 麦冬、生地、巴戟天、续断各15克。

制用法 ❶将诸药混合，放入茶包袋中，用开水冲泡20分钟。

❷代茶温饮，每日1剂，药渣可再煎服用。

功效 温阳益肾，养阴生津。适用于低血压。症见面色㿠白，腰膝酸软，阳痿尿频，脉细。

太子参茶

原料 太子参25克，黄芪、麦冬各10克。

制用法 ❶将诸药制成粗末，用细纱布包好，放入茶杯中，用沸水冲泡20分钟，滤渣取汁。

❷代茶温饮，每日1剂，药渣可再煎服用。

功效 补气养阴。适用于低血压。症见面色㿠白，头晕，心悸失眠，气短懒言，神疲乏力，口渴咽干，舌淡红苔少。

双桂甘草茶

原料 肉桂、桂枝各12克，炙甘草9克。

制用法 ❶将上3味制为粗末，用细纱布包好，放入保温杯中。

❷冲入沸水，加盖温浸30分钟，代茶饮用。每日1剂。

功效 温经益火，益气通脉。适用于低血压。

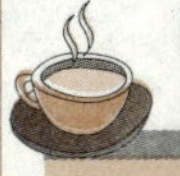

参芪归圆茶

原料 黄芪15克，生晒参、当归各10克，桂圆肉、大枣各10枚。

制用法 ❶将诸药制成粗末，用细纱布包好，放入茶包袋中，用沸水冲泡20分钟，滤渣取汁。

❷代茶温饮，每日1剂，药渣可再煎服用。

功效 补气益血，补脾养心。适用于低血压。症见面色无华，头晕，心悸失眠，气短懒言，神疲乏力，唇甲淡白，脉细弱。

高血脂

高血脂是指各种原因导致的血浆中胆固醇和/或甘油三酯水平升高。高血脂可加速全身动脉硬化，一旦动脉被粥样斑块堵塞，就会导致一系列严重后果。大量研究表明，高血脂是中风、冠心病、心肌梗死等疾病的重要危险因素。

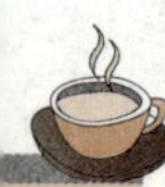

山楂片菊花茶

原料 山楂片25克，菊花10克，绿茶2克。

制用法 ❶将以上配方混合，放入茶包袋中。

❷用400毫升开水冲泡5分钟，分3次温饮，加开水复泡续饮。日服1剂。

功效 治疗高脂血症。

陈皮山楂乌龙茶

原料 陈皮10克，山楂20克，乌龙茶5克。

制用法 ❶将陈皮、山楂洗净，放入茶包袋中。

❷用开水冲泡30分钟，去渣，取汁冲泡乌龙茶，加盖闷10分钟后即可。代茶频频饮用。

功效 化痰降脂，降压减肥。适用于高血压病、高脂血症等病症。脾胃虚弱者慎服。

荷叶降脂茶

原料 鲜荷叶、绿茶适量。

制用法 ❶将鲜荷叶洗净、切碎，与茶叶混合，装入茶包袋中。

❷放入茶杯中，加适量开水，冲泡放凉后代茶饮。

功效 降脂减肥。

参苓红花茶

原料 党参、茯苓各15克，红花6克。

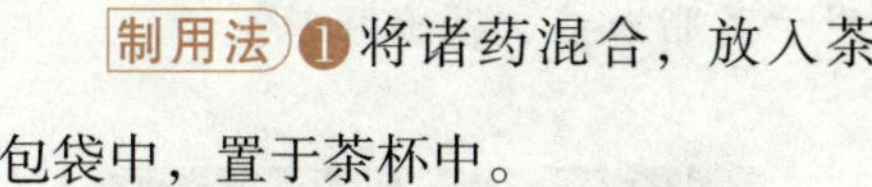

制用法 ❶将诸药混合，放入茶包袋中，置于茶杯中。

❷用开水冲泡20分钟，滤渣取汁。代茶温饮，每日1剂，药渣可再煎服用。

功效 补气健脾，活血化瘀。适用于高脂血症。症见胃纳欠佳，面色萎白，神疲乏力，四肢不温，或肢体疼痛，舌淡苔白，脉细。

苍术茶

原料 苍术、白术各15克，陈皮、茯苓各10克。

制用法 ❶将诸药制成粗末，用细纱布包好，放入茶包袋中。

❷用开水冲泡20分钟，滤渣取汁。代茶温饮，每日1剂，药渣可再煎服用。

功效 燥湿化痰，健脾利水。适用于高脂血症。症见体胖，怠倦乏力，饮后腹胀。

楂菊决明茶

原料 山楂10克，草决明12克，白菊花9克。

制用法 ❶将山楂洗净，切片后放入砂锅炒焦，晾干，同草决明，白菊花一起放入茶包袋中。

❷用沸水冲泡茶包，15分钟，去渣取汁即成。代茶频饮。

功效 清肝降脂。适用于高脂血症等。脾胃虚弱者慎服。

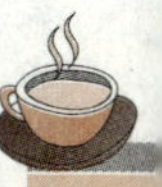

三皮茶

原料 白萝卜皮60克，莴苣皮15克，冬瓜皮10克。

制用法 ❶将以上配方混合放入茶包袋中。

❷用开水冲泡，取汁代茶饮。每日2次。

功效 治疗高脂血症。

荷梗山楂茶

原料 荷梗、山楂片各15克，红糖10克。

制用法 ❶将荷梗制为粗末，与山楂片、红糖一同放入茶包袋中。

❷置于保温杯中，冲入沸水，加盖温浸30分钟，代茶饮用。每日1～2剂。

功效 通气宽胸，活血行瘀。适用于气血瘀滞型高脂血症。

茯苓陈皮茶

原料 白茯苓30克，陈皮15克。

制用法 ❶将上2味制为粗末，放入茶包袋中。

❷置于茶壶中，用沸水冲沏，代茶饮用。每日1剂。

功效 健脾燥湿。适用于脾虚湿盛型高脂血症。

首乌降脂茶

原料 首乌6克，茶叶适量。

制用法 以上配方混合，放入茶包袋中，沸水冲泡当茶饮，味淡为止。

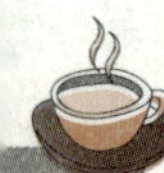

功效 治疗高脂血症。

番茄酸奶茶

原料 成熟番茄、酸牛奶各200克。

制用法 ❶将番茄外表皮用温水浸泡片刻，反复洗净，连皮切碎，放入茶包袋中。

❷用沸水冲泡10分钟，加酸牛奶拌匀即成。每日早晚分饮。

功效 凉血平肝，补虚降脂。适用于高脂血症、高血压病。

白术茶

原料 白术15克。

制用法 ❶将白术制为粗末，用细纱布包好，放入保温杯中。

❷冲入沸水，加盖温浸30分钟，代茶饮用。每日1剂。

功效 补脾燥湿，和中祛痰。适用于脾虚湿盛型高脂血症。

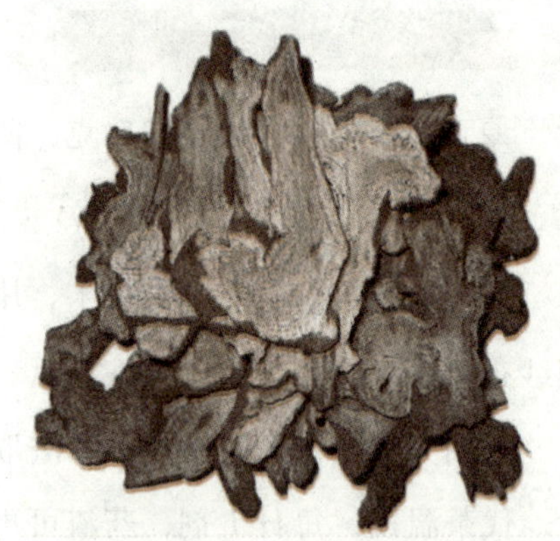

黄精丹参蜜茶

原料 黄精、丹参、蜂蜜各15克，陈皮5克，红糖10克。

制用法 ❶将陈皮拣杂、洗净，切碎，备用。

❷将丹参、黄精拣杂、洗净后，分别切成饮片，同陈皮碎末，一起放

入茶包袋中。

❸将茶包放入杯中，用沸水冲泡30分钟，加红糖，趁热调入蜂蜜，拌匀即成。早晚2次分服。

功效 滋阴补虚，益气健脾，化瘀降脂。适用于高脂血症。脾虚有湿、咳嗽痰多及中寒泄泻者均不宜服。

金银花夏枯草茶

原料 金银花10克，夏枯草30克。

制用法 将金银花、夏枯草放入茶包袋中，用开水冲泡，待晾凉后即成。代茶频饮。

功效 降脂，清肝，降血压。适用于高脂血症等。脾胃虚弱者慎服。

槐花山楂茶

原料 槐花、山楂各10克。

制用法 ❶将槐花、山楂洗净，装入茶包袋中。

❷用沸水冲泡，去渣取汁。代茶频饮。

功效 降压降脂。适用于高脂血症等。脾胃虚寒者慎服。

芪参陈皮茶

原料 黄芪、丹参各15克，陈皮10克。

制用法 ❶将诸药制成粗末，用细纱布包好，放入茶杯中。

❷用沸水冲泡20分钟，滤渣取汁。代茶温饮，每日1剂，药渣可再煎服用。

功效 补气活血，燥湿化痰。适用于高脂血症。症见气短乏力，胸闷不舒，或痰多色白，苔白腻，脉滑。

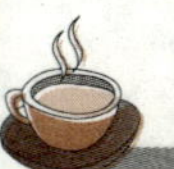

菊花苦丁茶

原料 菊花20克，苦丁茶15克。

制用法 ❶将菊花和苦丁茶晒干搓碎拌匀，每次取5克，装入茶包袋中。

❷放入茶壶，用沸水冲泡，加盖闷10分钟即成。代茶饮用。

功效 清热败毒，清肝明目，降压降脂。适用于高脂血症等。气虚胃寒，食少泄泻之病，宜少用之。

失 眠

失眠指睡眠不足或睡不深熟。原因有很多，也分为很多种。一是难于入睡起始失眠；二是睡眠浅而易于惊醒间断失眠；三是睡眠持续时间早于正常，早醒后不能再入睡。引起失眠的主要原因是精神过度紧张或兴奋，并伴以头昏脑涨、头痛、多梦、记忆力减退、神倦胸闷、注意力不集中、食欲不振，手足发冷等，常见于神经官能症、神经衰弱等；如失眠伴以情绪不稳、过敏、潮热、出汗、头痛头晕、血压波动，月经紊乱等。年龄在45~55岁间的可能是更年期综合征；如因环境嘈杂或服用浓茶、饮料、药物、心中有事、忧郁纠结、疼痛等各种原因引起的，均应根据病因，镇定安眠，心理调节。

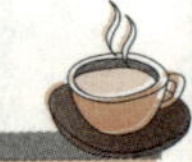

红参交藤茶

原料 红参3克，夜交藤15克。

制用法 ❶将红参和夜交藤放入茶包袋中。

❷用开水冲泡，代茶饮，每日1剂。

功效 补气血，安神智。适用于气血双亏型失眠。不宜与藜芦、五灵脂配伍食用。

莲心甘草茶

原料 莲心5克，生甘草3克。

制用法 将上2味放入茶包袋中，用沸水冲沏，代茶饮用。每日1剂。

功效 清心泻火。适用于心肾不交型失眠。

薰衣茉莉茶

原料 薰衣草10克，茉莉花14克，洋甘菊7克，蜂蜜少许。

制用法 ❶将薰衣草、茉莉花、洋甘菊等芳香草用茶包袋装好，并用水过滤。

❷将包好的茶包用450毫升的热

开水冲泡 10 ~ 20 分钟后即可服用，可当开水饮用，可续冲。若要增加甜度，可以酌量添加少许蜂蜜。

功效 薰衣草可以使情绪镇定，故多用在改善失眠及头痛等症状上；茉莉花能提神醒脑、镇静神经、纾解忧郁，有助于放松心情、缓和紧张的情绪。洋甘菊不但能迅速改善感冒症状，还可用于治疗失眠或神经痛。

柏仁合欢茶

原料 柏子仁 15 克，合欢花 6 克。

制用法 ❶将上述材料分别洗净后，装入茶包袋中。

❷置于茶杯内，沸水冲泡，加盖闷泡 10 分钟即可。代茶频饮。

功效 具有安神定志，宁心催眠的功效。适合睡眠不佳者饮用。

灯芯草茶

原料 灯芯草 20 克。

制用法 ❶将灯芯草放入茶包袋中，置于杯中。

❷加水冲泡，取汁，代茶饮，每日 1 剂。

功效 清心降火。适用于内热失眠、心烦、夜不安寐，以及小儿夜啼。

莲心枣仁茶

原料 酸枣仁 10 克，莲心 5 克。

制用法 ❶以上 2 味放入茶包袋中，以沸水冲泡。

❷加盖闷 10 分钟，晚饭后代茶饮。

功效 宁心安神。适用于心火亢盛型失眠。

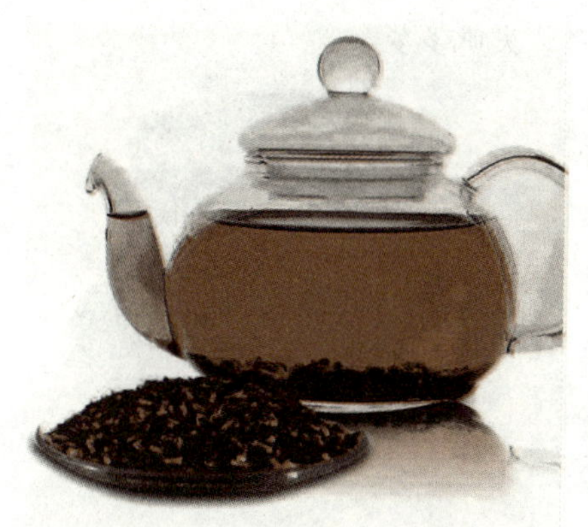

麦冬莲子茶

原料 麦冬 20 克，莲子（去心）15 克，茯神 10 克。

制用法 ❶将上 3 味制为粗末，放入茶包袋中，置于保温杯中。

❷冲入沸水，加盖温浸 30 分钟，

代茶饮用。每日1剂。

功效 养阴清热，交通心肾。适用于心肾不交型失眠。

柏子仁茶

原料 炒柏子仁15克。

制用法 ❶将炒柏子仁放入茶包袋中。

❷开水冲泡，加盖闷5分钟，代茶饮。每日1次，随量饮之。

功效 养心安神。适用于心气不足，失眠多梦。

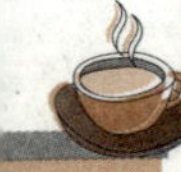

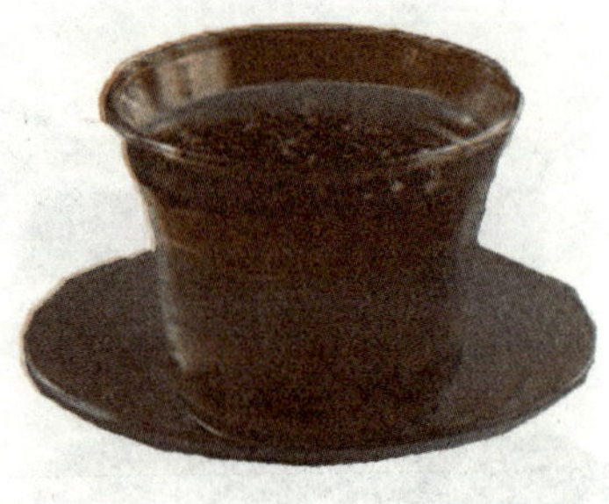

灵芝远志茶

原料 灵芝10克，炙远志5克。

制用法 ❶将上述茶材分别洗净后，切碎，用细纱布包好，放入茶杯内。

❷沸水冲泡，加盖闷10分钟即可。代茶频饮。

功效 具有安神，定志，益气，养血的作用。适合晚间睡眠不实，伴有心慌、乏力者饮用。

山楂核柿叶茶

原料 山楂核、柿叶各30克。

制用法 ❶将山楂核捣碎，柿叶切碎，一同放入茶包袋中，置于保温杯内。

❷冲入沸水，加盖温浸30分钟，代茶饮用。每日1剂。

功效 清热除烦，顺气化滞。适用于食滞型失眠。

党参何首乌蜜茶

原料 党参、制何首乌、蜂蜜各30克。

制用法 ❶将党参、制何首乌切片，装入茶包袋中，用开水冲泡20分钟，取汁液。

❷待汁液转温后调入蜂蜜，搅匀即成。上下午分服。

功效 益气养血，养心宁神。适用于心脾两虚型失眠症。大便溏泄及湿痰较重者不宜服。

枣仁洋参茶

原料 酸枣仁粉6克，浮小麦粉3克，西洋参粉8克，果醋少许。

制用法 ❶将所有材料放入茶包袋中，用温开水冲泡即可服用。

❷此方为1次的分量，1天服用1～2次，15天为1周期。

功效 对于经常精神恍惚、睡不安稳、神经衰弱的人而言，是一项不可缺少的药材，可治虚烦失眠、心悸多梦的症状。

合欢花茶

原料 合欢花15克，合欢皮30克。

制用法 将以上药材放入茶包袋中，用开水冲泡，代茶饮。每日两剂。

功效 宁心安眠。治疗失眠。

菖蒲茶

原料 九节菖蒲3克，酸梅肉、红枣各5枚，赤砂糖适量。

制用法 以上前3味混合均匀，放入茶包袋中，用沸水冲泡，再加入赤砂糖。代茶饮。

功效 芳香醒脾，宁心安神。适用于惊恐、心悸、失眠、健忘、不思饮食等。

佛手莲心茶

原料 佛手10克，莲心3克。

制用法 ❶将佛手、莲心放入茶包袋中，用沸水冲泡，加盖，闷10分钟即成。

❷代茶频频饮服，可冲泡3～5次。

功效 疏肝和胃，清心泻火。适用于肝郁化火型失眠症。

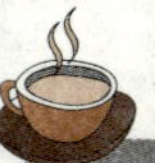

灯芯竹叶茶

原料 淡竹叶30克，灯芯草5克。

制用法 ❶将淡竹叶和灯芯草分别洗净沥干，切成碎末备用。

❷将茶材碎末放入茶包袋中，用750毫升开水冲泡，滤渣取汁饮用。每日睡前饮用1次。

功效 此茶能清心降火，清热止渴，消除烦闷。对于因身体虚烦而引起的失眠有很好的功效。

静心提神茶

原料 菩提子、迷迭香、洋甘菊、薄荷各3克。

制用法 ❶将以上各味一并放入茶包袋中。

❷以沸水浸泡3～5分钟后，加入适量的蜂蜜或冰糖即可。

功效 静心安神，清热润喉。适用于失眠。对头晕乏力，咽喉肿痛也适用。脾胃虚寒者慎用。

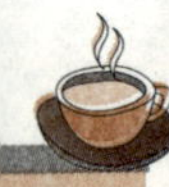

冬青安神茶

原料 冬青叶、侧柏叶各30克。

制用法 ❶将以上各味放入茶包袋中。

❷用开水冲泡，代茶饮。每晚服1次，连服5天。该药用鲜品效果佳。

功效 清热安神。治疗顽固性失眠。

龙眼洋参茶

原料 龙眼肉30克，西洋参6克，白糖适量。

制用法 ❶将西洋参浸润切片，龙眼肉去杂质洗净，放入茶包袋中。

❷用开水冲泡20分钟，取汁代茶饮。

功效 养心血，宁心神。适用于失眠，心悸，气短，健忘。内有痰火、阴虚火旺、湿滞停饮、大便溏泄、风寒感冒、消化不良、痤疮、痈肿疔疮、盆腔炎、尿道炎、糖尿病忌用，小儿与青少年不宜饮用。

甘麦大枣蜜茶

原料 浮小麦30克，大枣10枚，炙甘草3克，蜂蜜35克。

制用法 ❶将浮小麦、大枣、炙甘草同入茶包袋中，用开水冲泡30分钟，取汁液。

❷待汁液转温后调入蜂蜜，搅匀即成。上下午分服。

功效 补益心脾，敛汗安神。适用于心脾两虚型失眠症，对伴有自汗者尤为适宜。湿盛而胸腹胀满及呕吐者忌服。

糖尿病

糖尿病是一种常见的代谢性内分泌疾病，病因大多未明，是胰岛素绝对或相对分泌不足所引起的包括糖、蛋白质、脂肪、水及电解质等代谢紊乱，病情严重时导致酸碱平衡失常。其特点为血糖过高。糖尿、葡萄糖耐量减低及胰岛素释放试验异常。临床上将糖尿病分为三型：即胰岛素依赖型，亦称Ⅰ型（脆性或青幼年型糖尿病）；非胰岛素依赖型，亦称Ⅱ型，（稳定性或老年型糖尿病）；还有其余型糖尿病，包括胰源性糖尿病，内分泌性糖尿病，药源性及化学性糖尿病等。临床上前两型绝大多数属原发性糖尿病，有明显遗传倾向。其余，则大部分属继发性糖尿病，受后天因素影响较大，如胰源性糖尿病，是由于胰腺切除，胰腺炎等引起的胰岛素分泌不足所致。

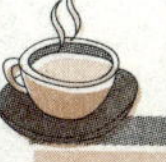

花粉茶

原料 天花粉 120 克。

制用法 ❶天花粉研粗末，每日取 20 克，用细纱布包好成茶包。

❷用沸水冲泡，代茶频频饮服。

功效 清热止渴。用于消渴。

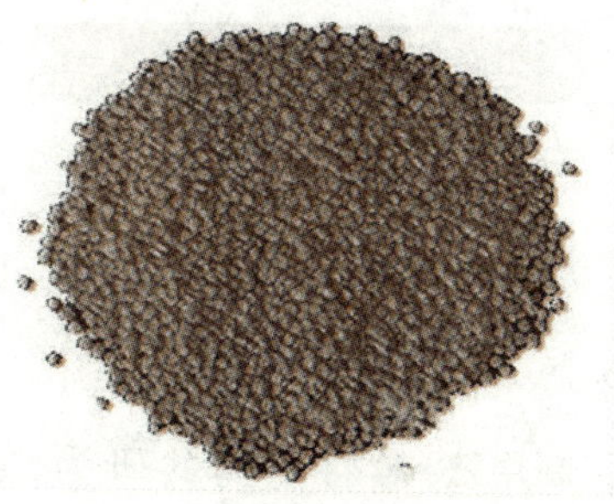

茅根茶

原料 西洋参 5 克，茅根 20 克。

制用法 ❶将西洋参切成薄片；茅根放入茶包袋中，用开水冲泡 20 分钟，滤渣取汁，加西洋参片。

❷代茶温饮，每日 1 剂，参片可咀嚼内服。

功效 清胃凉血，益气生津。适用于糖尿病。症见气短懒言，神疲乏力，口干口渴，舌淡红苔少。

石膏花粉茶

原料 生石膏30克，天花粉、麦冬各15克。

制用法 ❶将石膏捣碎，同天花粉、麦冬一起放入茶包袋中。

❷用开水冲泡40分钟，取汁，代茶饮用。每日1剂。

功效 清热泻火，润燥生津。适用于胃热炽盛型糖尿病。

陈皮二芽茶

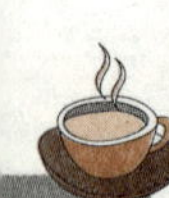

原料 麦芽15克，谷芽8克，陈皮6克。

制用法 ❶将麦芽、谷芽、陈皮放入茶包袋中。

❷用沸水冲泡15分钟。滤渣取汁后倒入杯中饮用即可。

功效 此款茶饮在降血糖的同时还能舒缓腹胀或消化不良，治疗胃虚、食欲不佳等症状。

玄参地黄茶

原料 玄参、生地黄、麦冬各15克。

制用法 ❶将上3味制为粗末，用细纱布包好，放入保温杯。

❷冲入沸水，加盖温浸30分钟，代茶饮用。每日1剂。

功效 滋阴降火，润肺生津。适用于肺热津伤型糖尿病、胃热炽盛型糖尿病。

冬瓜叶茶

原料 冬瓜叶60克，茶叶10克。

制用法 ❶将冬瓜叶洗净，同茶叶一同放入茶包袋中。

❷用开水冲泡，每日1剂，分两次温服。

功效 治糖尿病。

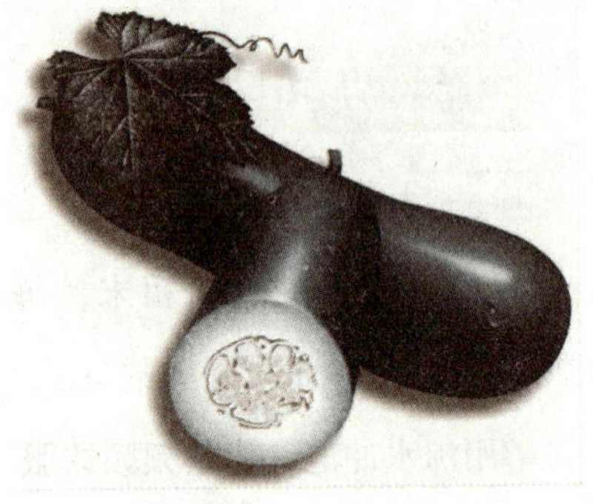

麦冬茶

原料 麦冬、党参、北沙参、玉竹、花粉各9克，乌梅、知母、甘草各6克。

制用法 ❶将上药共研为细末，

放入茶包袋中，置于杯中。

❷冲入沸水200毫升，闷泡15分钟后，代茶饮用。

功效 清热生津。适用于糖尿病患者口干舌燥，津液亏乏。脾胃虚寒，泄泻，胃有痰饮湿浊，胃酸过多及外感风寒咳嗽者均忌饮。

人参地黄茶

原料 人参10克，生地黄20克，五味子、炙甘草各15克，麦冬10克。

制用法 ❶将上5味制为粗末，用细纱布包好，放入保温杯中。

❷冲入沸水，加盖温浸30分钟，代茶饮用。每日1剂。

功效 益气养阴，生津止渴。适用于糖尿病之乏力，自汗，气短，口干舌燥，多饮多尿，五心烦热等。

三黄茶

原料 生地黄300克，黄连20克，大黄15克。

制用法 ❶将上3味制为粗末，混匀，贮存备用。

❷每取药末10克，放入茶包袋中，置于保温杯中，冲入沸水，加盖温浸30分钟，代茶饮用。每日1~2剂。

功效 养阴润燥，清热泻火。适用于胃热炽盛型糖尿病。

黄精枸杞茶

原料 黄精15克，枸杞子10克，绿茶3克。

制用法 ❶将黄精、枸杞子、绿茶一起放入茶包袋中。

❷置于杯中，冲入温开水冲泡，代茶饮。

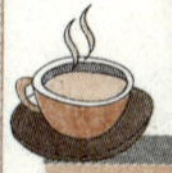

功效 补中，养肝，滋肾，润肺。适用于轻型糖尿病患者。外邪实热，脾虚有湿，中寒泄实，痰湿痞满气滞者忌饮。

川七天花茶

原料 川七19克，天花粉10克，番石榴叶、绿茶各3克，淮山药11克（如果使用新鲜的山药，须用22克），枸杞子15克。

制用法 ❶将川七、番石榴叶、淮山、枸杞子等药材放入茶包袋中，用水过滤。

❷将茶包用450毫升的热开水冲泡10～20分钟后，将药汤倒出，趁热冲泡绿茶，过滤后饮用。此方为1天的分量，每天服用3次，10次为一周期。

功效 天花粉中含有丰富的钙、镁、铁及人体所需各种微量元素、B族维生素，具有抗组织老化、动脉硬化的效用，可改善体质。番石榴叶与淮山可抑制人体的消化酶，有助于改善食欲不振。

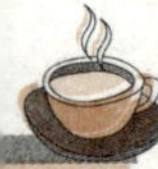

二皮瓜蒌袋泡茶

原料 西瓜皮、冬瓜皮各30克，瓜蒌10克。

制用法 ❶将西瓜皮、冬瓜皮、瓜蒌分别洗净，晒干或烘干，共研成细末，一分为二，装入茶包袋中，挂线封口，备用。

❷将茶包放入茶壶中，用沸水冲泡，加盖，闷15分钟后频频饮用，一般每袋可连续冲泡3～5次。

功效 清热解毒，生津止渴，降血糖。适用于糖尿病、咽喉炎等。脾胃虚寒，大便不实，有寒痰、湿痰者不宜。

天花粉麦冬茶

原料 天花粉、麦冬各15克。

制用法 将上2味药材放入茶包袋中，用开水冲泡20分钟，滤渣取汁。代茶温饮，每日1剂，药渣可再煎服用。

功效 养阴清胃，生津止渴。适用于糖尿病。症见口常干渴，大便干燥，皮肤干燥，消瘦，舌红苔少，脉细数。

陈皮茴香茶

原料 陈皮30克，炒小茴香9克。

制用法 ❶将以上2味药材放入茶包袋中。

❷用开水冲泡，代茶饮用，每日1剂。

功效 理气解郁，健脾和胃。适用于糖尿病。气虚及阴虚燥咳者不宜。

月经不调

月经不调是妇科常见的一种疾病，表现为月经周期紊乱，出血期延长或缩短，出血量增多或减少，甚至月经闭止。卵巢功能失调、全身性疾病或其他内分泌腺体疾病影响卵巢功能者，都可能诱发此病。此外，生殖器官的局部病变如子宫肌瘤、子宫颈癌、子宫内膜结核等也可表现为不规则阴道流血，应注意二者的区分。

玫瑰泽兰茶

原料 玫瑰花10克，益母草7克，泽兰15克，西洋参11克，香附1～5克，红茶8克。

制用法 ❶将所有材料用水过滤，放入茶包袋中，用450毫升的热开水冲泡10～20分钟后，将药汁倒出来过滤即可饮用。

❷此方为1天的分量，3天服用1次，10次为1个周期。

功效 玫瑰花有行气活血的功效，泽兰具有行血通经的效果，本方可治疗痛经、月经不调等妇科症状。

当归桃仁茶

原料 当归15克，桃仁、白芍各11克，西洋参10克，甘草7.5克。

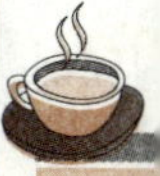

制用法 ❶将甘草用水过滤，桃仁先经过炮制。

❷将所有药材放入茶包袋中，用450毫升的热开水冲泡10～20分钟后，将汤药倒出来过滤即可饮用，西洋参也可挑出一起服用。此方为1天的分量，每天服用2次，5次为一周期。

功效 桃仁是活血行瘀的药材，对女性月经不调、闭经等症状都有一定疗效。白芍补血养阴，且具有镇痛、通经等作用，对各种妇科疾病都有改善效果。

双菜茶

原料 干芹菜100克，黄花菜30克。

制用法 ❶将上2味洗净，放入茶包袋中。

❷用开水冲泡10分钟，取汁，代茶饮用。每日1剂。

功效 清热止血。适用于血热妄行型月经先期（月经周期提前七天以上）。

仙鹤草茶

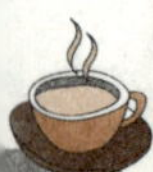

原料 仙鹤草60克，荠菜50克，茶叶6克。

制用法 ❶将仙鹤草、荠菜与茶叶混合均匀，放入茶包袋中。

❷用开水冲泡，每日1剂，随意饮用。

功效 止血。适用于崩漏及月经过多。

蔷薇花茶

原料 蔷薇花2~3朵。

制用法 ❶剥去蔷薇花外缘破损的花瓣，将其放入盐水中浸泡，反复清洗后，再将其放入茶包中。

❷置于杯中，倒入沸水，待花瓣泡开变色、溢出香味即可。

功效 清暑，和胃，活血止血，解毒。适用于月经不调。孕妇慎用。

莲花茶

原料 莲花（阴干）6克，绿茶3克。

制用法 将以上2味研为细末，用细纱布包好，以沸水冲泡，代茶饮。每日1剂。

功效 清心凉血，活血止血。适用于月经过多、瘀血腹痛及呕血、吐血等症。

黄芪升麻茶

原料 黄芪20克，升麻6克。

制用法 ❶将上2味制为粗末，用细纱布包好。

❷放入杯中，用沸水冲沏，代茶饮用，每日1剂。

功效 补气升阳。适用于脾不统血型月经先期。

姜枣通经茶

原料 生姜100克，红枣7克，花椒3克，红糖适量。

制用法 ❶将生姜洗净，切成粗丝备用。

❷将生姜丝与花椒、红枣一起放入茶包袋中，用600毫升开水冲泡，滤渣取汁，加入红糖搅拌均匀饮用即可。

功效 此款茶饮能暖胃、散寒、止痛，加上红糖可活血化瘀，改善痛经。

香附茶

原料 炒香附子、生香附子各6克。

制用法 ❶将以上2味捣碎，用细纱布包好。

❷用开水冲泡，去渣取汁，每日代茶频饮。

功效 行气，活血，调经。适用于气滞或气虚之闭经。

益母草茶

原料 益母草5克，玫瑰花15克。

制用法 ❶将诸药混合，放入茶包袋中，置于杯中。

❷沸水冲泡20分钟，滤渣取汁。代茶温饮，每日1剂，药渣可再煎服用。

功效 祛瘀调经止痛。适用于月经不调。症见月经不调，或痛经，胁肋不适，烦躁易怒，脉弦。

橘叶苏梗茶

原料 橘叶12克，苏梗10克，红糖20克。

制用法 ❶将上3味药材放入茶包袋中，置于杯中。

❷用沸水冲沏，代茶饮用。每日1剂。

功效 理气解郁，舒肝止痛。适用于气滞型月经后期。

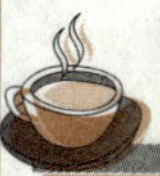

仙鹤草荠菜茶

原料 仙鹤草、荠菜各50克，茶叶6克。

制用法 ❶将仙鹤草、荠菜放入茶包袋中。

❷用开水冲泡，10分钟，趁热冲沏茶叶，代茶饮用。每日1剂。

功效 清热凉血，收敛止血。适用于血热型月经量多。

参芎地黄茶

原料 党参、白芍、熟地黄各15克，川芎、砂仁各6克。

制用法 ❶将上5味制为粗末，用细纱布包好，放入保温杯中。

❷冲入沸水，加盖温浸30分钟代茶饮用。每日1剂。

功效 养血调经。适用于血虚型月经量少。

泽兰叶茶

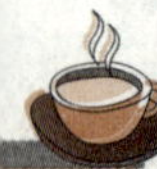

原料 绿茶1克，泽兰叶（干品）10克。

制用法 ❶将上述材料混合，放入茶包袋中，用沸水冲泡，加盖闷5分钟左右即可饮用。

❷头汁饮之快进，需略留余汁，再泡再饮，直至冲淡为止。

功效 活血化瘀，通经利尿，健胃舒气。用于月经提前或延后、经血时多时少、气滞血阻、经期小腹胀痛等症及原发性痛经。

枣树皮茶

原料 枣树皮20克。

制用法 将枣树皮切碎，放入茶包袋中，用沸水冲泡，每日代茶饮。

功效 温中养血。适用于闭经。

茴香姜糖茶

原料 茴香8克，生姜5克，红糖20克。

制用法 将茴香（打碎），生姜切片，放入红糖，沸水冲泡，代茶热饮。

功效 治疗经前或行经时小腹冷痛、经血不爽。

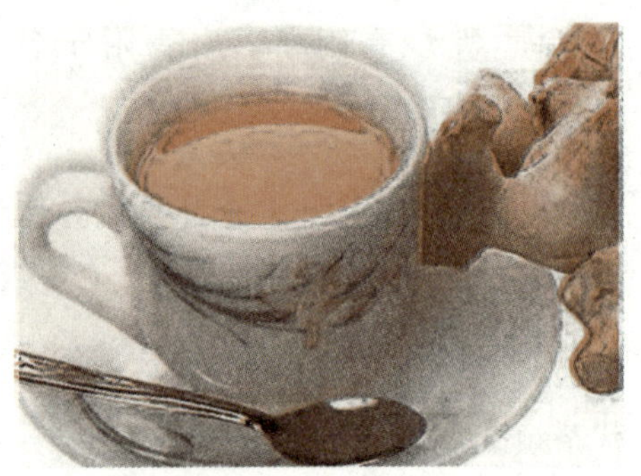

四味炮姜茶

原料 炮姜75克，地榆炭、棕榈炭、乌梅炭各50克。

制用法 ❶将上4味制为粗末，混匀，每次取15克，用纱布包好。

❷将茶包放入杯中，开水冲沏，代茶饮用。每日1～2剂。

功效 收敛止血。适用于气虚型及血热型月经量多。

番红花茶

原料 番红花（干品）1~3克。

制用法 ❶将番红花干品放入茶包袋中，置于杯中。

❷冲入沸水闷泡，待凉后滤去残渣，加入适量蜂蜜调匀后即可饮用。

功效 活血祛瘀，散郁开结，凉血解毒。适用于月经不调。对痛经，经闭，产后恶露不尽，腹中包块疼痛等也适用。孕妇、月经过多、出血性患者禁服。不宜量多久用。

消化不良

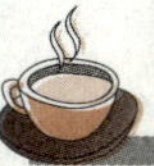

消化不良是由于胃液、胆汁、胰液或肠液的分泌减少，以及饮食过量引起的胃肠道功能失调而产生的消化功能障碍。以食欲不振、腹胀、腹泻、嗳气腐臭、体重减轻等为主要症状，治疗宜健脾消食。

人参柿蒂茶

原料 人参、丁香各6克，柿蒂、生姜各9克。

制用法 ❶将上4味制为细末，用细纱布包好，放入保温杯中。

❷冲入沸水，加盖温浸30分钟，代茶饮用。每日1剂。

功效 温胃散寒，下气降逆。适用于胃寒呃逆。

番茄洋参茶

原料 西洋参19克，番茄80克，绿茶5克，蜂蜜少许。

制用法 ❶将番茄洗净，再用开水烫过，然后捣烂。

❷西洋参、番茄与绿茶一起放入茶包袋中，用热开水冲泡，并酌加蜂

蜜后即可服用。

功效 西洋参益气补脾，增强免疫功能，较适合体质虚热者滋补。番茄可以促进胃液分泌，增加食欲，并可提高蛋白质的消化能力。绿茶具有促进胃肠蠕动、促进胃液分泌、增加食欲的作用，且可以提神醒脑。

三棱盐糖茶

原料 茶叶15克，精盐3克，糖块、三棱、雷丸各9克。

制用法 ❶将糖块、三棱和雷丸研末，取9克，放入茶包袋中。

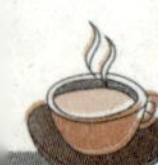

❷用沸水冲泡，取汁，趁热泡茶、盐，混合均匀，即可饮用。

功效 辅助治疗消化不良、积胀等症。

梅干红茶

原料 梅干5克，红茶10克。

制用法 将梅干去核切细，与红茶放入茶包袋中，用开水泡服。

功效 防咳祛痰，增进食欲。

山楂茶

原料 绿茶1～2克，山楂片25克。

制用法 ❶将上二味共放入茶包。❷把茶包加水400毫升，煮沸5分钟，分3次温服，加开水浸泡续饮，日服1剂。

功效 适用于消化不良。

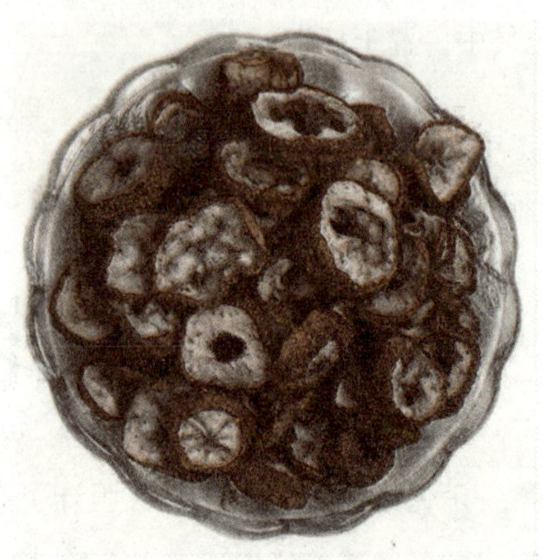

金橘消化茶

原料 金橘5个，酸梅1颗，绿茶3克，蜂蜜适量。

制用法 ❶将金橘，酸梅洗净；将金橘剖成两半，将汁稍微挤掉一些备用。

❷将绿茶和酸梅放入茶包袋中，用400毫升沸水泡开，再加入金橘浸泡5分钟，最后加入蜂蜜调匀饮用即可。

功效 全橘含大量的柠檬酸，是胃胀时化食消积、缓和消化不良的上佳选择。

三花茶

原料 绿茶、金银花各10克，玫瑰花、陈皮各6克，茉莉花、甘草各3克。

制用法 上料共放入茶包，倒入沸水盖盖浸泡10～20分钟即可饮用。每天3～5次，频频饮之。

功效 适用于消化不良。

刀豆姜茶

原料 刀豆子10克，生姜3片，绿茶3克，红糖适量。

制用法 将以上材料混合后放入茶包袋中，用沸水冲泡5分钟即成。每日1剂，多次热饮。

功效 温胃，散寒，下气，降逆。适用于胃寒呃逆。

橘皮竹茹茶

原料 橘皮、竹茹各12克，生姜9克，甘草6克，人参3克，大枣5个。

制用法 将前4味研粗末备用。每日取药30克，用细纱布包后，加生姜4片，大枣5个，以沸水冲泡，闷盖15分钟即可饮服。每日1剂，分4次服完。

功效 降逆止呕，益气清热。主治胃虚有热、干呕等。

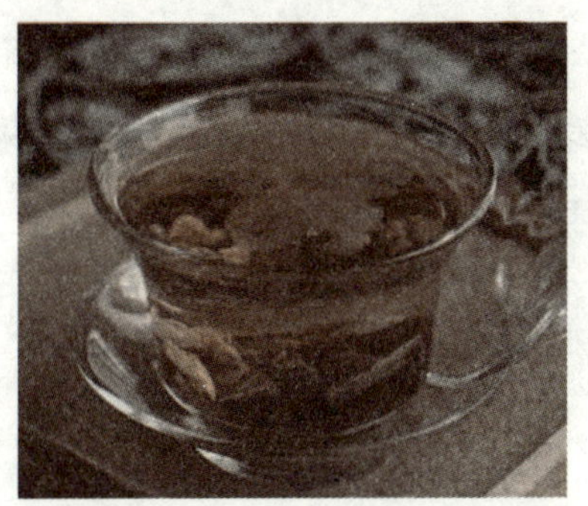

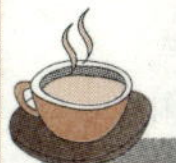

胡椒食盐茶

原料 胡椒10粒，陈茶1小撮，食盐适量。

制用法 ❶将胡椒捣碎，与其他两味混合放入茶包袋中。

❷用沸水冲泡，取汁热服。

功效 治疗消化不良等症。

遗　精

遗精是指在非性交活动时精液自行射出的一种疾病，一般一周数次或一夜几次者为病理状态。其中有梦而遗者，称为梦遗；无梦而遗，甚至清醒时精自出者，称为自泄滑精，常伴有头晕、耳鸣、精神萎靡、腰酸腿软、疲乏无力等症状。该病为男性性功能障碍最常见疾病，主要是皮层中枢、脊髓中枢功能紊乱，以及因生殖系统疾病而反应为遗精，如重症性神经衰弱、包皮垢炎、包皮龟头炎、后尿道炎、前列腺炎、精囊炎、精阜炎等均可引起此病。另外，某些慢性病、体质过于虚弱等，也可引起遗精。中医学上遗精属精关不固，或君相火旺，湿热下注、扰动精室而引起。无论梦遗或自泄，皆起因于肾水虚衰。

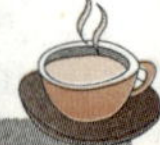

虫草茶

原料 虫草15克，山萸肉12克，炙甘草6克。

制用法 ❶将以上3味混合，放入茶包袋中。

❷用开水冲泡10分钟，加蜂蜜20克，温服。每日1剂。

功效 平补阴阳。用于阳痿、遗精等。

苁蓉芡实茶

原料 肉苁蓉、芡实各15克。

制用法 ❶将上2味放入茶包袋中，用沸水冲泡20分钟，滤渣取汁。

❷代茶温饮，每日1剂，药渣可再煎服用。

功效 补肝肾，益精血，固肾精。适用于男子肾虚失固之遗精。症见遗精频作，伴腰膝酸软，阳痿，舌淡，脉细。

莲芡黑枣茶

原料 莲子、芡实各30克，黑枣10克。

制用法 ❶将上3味混合放入茶包袋中。

❷置于茶杯中，用开水冲泡，代茶饮用。

功效 健脾补肾。适用于遗精等。中满痞胀及大便燥结者忌服。

桑螵蛸金樱子茶

原料 桑螵蛸、金樱子各9克。

制用法 ❶将上2味制为粗末，用细纱布包好。

❷放入杯中用沸水冲沏，代茶饮用。每日1剂。

功效 益肾固精。适用于阳虚不固型遗精。

益智五味茶

原料 益智仁25克，五味子10克。

制用法 ❶将上2味混合，放入茶包袋中，用开水冲泡20分钟，滤渣取汁。

❷代茶温饮，每日1剂，药渣可再煎服用。

功效 温肾固精。适用于男子肾虚之遗精。症见遗精频作，夜尿过多，腰膝无力。

黄柏萆薢茶

原料 黄柏10克，萆薢15克。

制用法 ❶将上2味混合，放入茶包袋中，用沸水冲泡20分钟，滤渣取汁。

❷代茶温饮，每日1剂，药渣可再煎服用。

功效 清热燥湿止遗。适用于男子湿热下注之遗精。症见遗精、尿赤、尿频、尿急、尿痛，口苦，舌红苔黄腻，脉滑数。

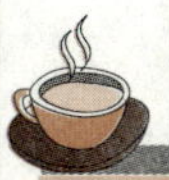

桑葚双糖茶

原料 鲜桑葚60克，白砂糖、冰糖适量。

制用法 ❶鲜桑葚放入茶包袋中。

❷用沸水冲泡，去渣取汁，以糖调味，代茶频服。

功效 用于遗精等。

旱莲草知母茶

原料 旱莲草15克，知母12克。

制用法 ❶将上2味制为粗末，放入茶包袋中，置于保温杯中。

❷冲入沸水，加盖温浸30分钟，代茶饮用。每日1剂。

功效 滋阴益肾解热除烦。适用于肾阴亏损型遗精。

杞仲戟天茶

原料 枸杞子10克，杜仲、巴戟天各15克。

制用法 ❶将诸药混合，放入茶包袋中，用沸水冲泡20分钟，滤渣取汁。

❷代茶温饮，每日1剂，药渣可再煎服用。

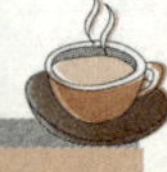

功效 补肾温阳，益精强体。适用于男子肾阳不足之遗精。

金樱子萹蓄茶

原料 金樱子12克，萹蓄30克。

制用法 ❶将上2味制为粗末，用细纱布包好。

❷放入杯中，用沸水冲沏，代茶饮用。每日1剂。

功效 清热利水，固精止遗。适用于湿热下注型遗精。

早　泄

早泄是指男子在性交时阴茎尚未接触阴道就自行射精或一经接触就立即射精的现象。它多由精神过度紧张或严重神经衰弱所引起，手淫也是其诱因之一。除适当服用镇静药外，需解除顾虑，正确对待性生活，戒绝手淫，增强体力锻炼和体育疗法等。中医学认为，兼见面色苍白，精神萎靡，腰酸腿软，舌淡，脉沉弱者，多由命门火衰，肾气不固所致，治宜温肾、益精、固涩等法。兼见面红升火，咽干口燥，腰脊酸楚，舌红少津，脉弦细而数者，多由肾虚火旺所致，治宜滋肾、降火、固精等法。

桃仁茶

原料 核桃仁20克，白糖适量。

制用法 ❶核桃仁炒熟切碎，用细纱布包好，制成茶包。

❷将茶包放入杯中，用开水冲泡，加白糖调味，代茶饮。

功效 补肾壮阳。用于预防早泄。

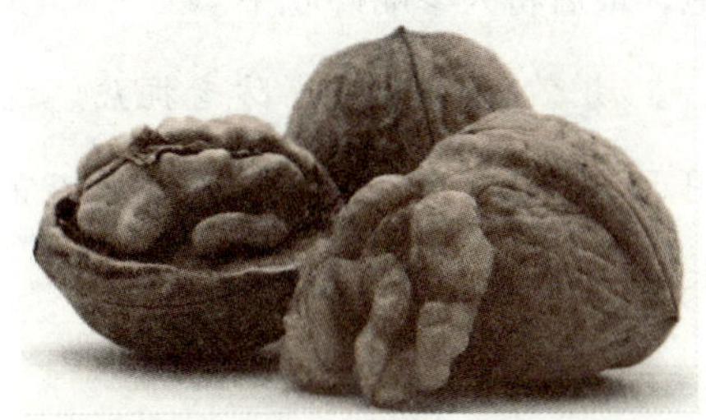

参杞仙灵茶

原料 红参5克，枸杞子、仙灵脾各15克。

制用法 ❶将以上材料放入茶包袋中，置于茶杯中，用开水冲泡20分钟，滤渣取汁。

❷代茶温饮，每日1剂，药渣可再煎服用。

功效 补气温肾。适用于男子早泄。症见神疲乏力，阳痿早泄，腰腿无力，舌淡苔白，脉细。

双子茶

原料 菟丝子15克，金樱子9克。

制用法 ❶将上2味药材混合后，放入茶包袋中。

❷用开水冲泡，加盖温浸30分钟代茶饮用。每日1剂。

功效 补肾固精。适用于肾气不固型早泄。

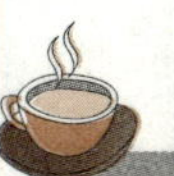

杞麦地黄茶

原料 枸杞子、麦冬、生地黄各10克，太子参15克。

制用法 ❶将以上药材混合，放入茶包袋中，用开水冲泡茶包20分钟，滤渣取汁。

❷代茶温饮，每日1剂，药渣可再煎服用。

功效 滋阴降火，益肾生津。适用于男子早泄。症见早泄，伴气短，口干渴，心烦失眠，舌淡苔少，脉细。

双龙芡实茶

原料 龙胆草15克，龙骨、芡实各10克。

制用法 ❶将龙骨放入砂锅中，加水煎沸 20 分钟，其药汁趁热冲泡龙胆草、芡实混合制成的茶包。

❷30 分钟后，取汁，代茶饮用。每日 1 剂。

功效 泻火利湿，益肾固精。适用于相火炽盛型早泄。

莲须莲心茶

原料 莲须、莲子心各 5 克。

制用法 将上 2 味药材放入茶包袋中，用沸水冲沏，代茶饮用。每日 2 剂。

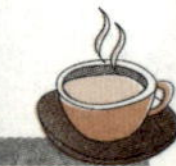

功效 清心泻火，益肾涩精。

人参茶

原料 生晒参 3 克。

制用法 ❶将人参洗净，干燥，切成薄片，放入茶包袋中，置于保温杯内，用沸水闷泡 30 分钟。

❷空腹时饮用，饮完后加水再泡，最后将人参嚼碎吃下。

功效 大补元气，防老抗癌。适用于早泄。阴虚内热和腹胀满者不宜长期单用。

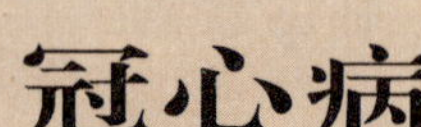

冠心病

冠心病是冠状动脉性心脏病的简称，常因冠状动脉血液供应不足或冠状动脉粥样硬化产生管腔狭窄或闭塞，导致心肌缺氧而引起，是临床上最为常见的一种心血管疾病，在我国发病率甚高。其形成原因多与体内脂质代谢调节紊乱和血管壁的正常机能结构被破坏有关。主要表现为心绞痛、心肌梗塞、心律失常、心力衰竭或猝死等。发病以中老年人居多。中医认为，年老体衰、情志、饮食、劳逸等因素与本病的发生有关，属胸痹、真心痛、厥心痛范畴。

参楂麦冬茶

原料 丹参、山楂各10克，麦冬5克。

制用法 将以上材料混合，放入茶包袋中，置于杯中，用沸水冲泡，闷30分钟，即可代茶频频饮服。

功效 用于防治冠心病，且有软化血管的作用。

瓜蒌薤白茶

原料 瓜蒌24克，薤白、丹参、橘红各12克。

制用法 ❶将以上4味制为粗末，用细纱布包好，放入保温杯中。

❷冲入沸水，加盖温浸30分钟，代茶饮用。每日1剂。

功效 理气宽胸，通阳散结。适用于胸阳不振、心脉闭阻型冠心病。

山楂柿叶茶

原料 山楂12克，柿叶10克，茶叶3克。

制用法 ❶将以上配方混合，放入茶包袋中。

❷用沸水浸泡15分钟后取汁代茶频频饮服。每日1剂。

功效 可防治冠心病等。

丹参檀香茶

原料 丹参30克，檀香6克，白糖15克。

制用法 ❶将丹参、檀香洗净，放入茶包袋中。

❷用开水冲泡10分钟，滤汁、去渣、加糖即成。日服1剂，分3次服用。

功效 行气活血，养血安神，清热除烦。适用于冠心病等。无瘀血者慎服。

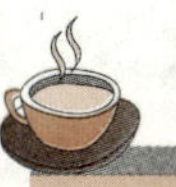

川七首乌茶

原料 泽泻11克，何首乌15克，川七19克，灵芝7.5克，乌龙茶3.75克。

制用法 ❶将泽泻、何首乌、川七、灵芝等药材用水过滤。

❷将所有药材和乌龙茶一起放入茶包袋中，用450毫升的热开水冲泡10~20分钟后，将药汁倒出来过滤即可饮用。此方为1天的分量，3天服用1次，10次为一周期。

功效 泽泻的利尿作用很强，可以将体内多余的水分、尿素排出，且可以降血压和血糖。并降低胆固醇，预防动脉硬化、心血管病的发生。何首乌可以改善心肌缺血的状态，有助于降低血压，减少血栓的发生，故能有效预防心肌梗死、动脉硬化和中风。

甘菊茶

原料 菊花6克，甘草3克，白糖30克。

制用法 ❶把菊花洗净，去杂质，甘草洗净，切薄片。

❷把菊花、甘草放入茶包袋中，用沸水冲泡15分钟，过滤，除去药渣，留汁。在药汁内加入白糖拌匀即成。代茶饮用。

功效 滋补心肝，理气明目。适用于心肝失调之冠心病。气虚胃寒，食少泄泻之病，宜少用之。

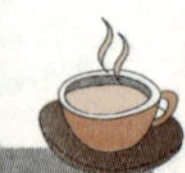

银杏茶

原料 制好的干银杏叶2~3片。

制用法 ❶将银杏叶放入茶包中，浸泡在1杯热开水中，10~15分钟后即可滤汁饮用。

❷代茶饮用，每日1次。

功效 具有降低血清、胆固醇，扩张冠状动脉的功效，可辅助治疗冠心病、心绞痛、高血脂等症。

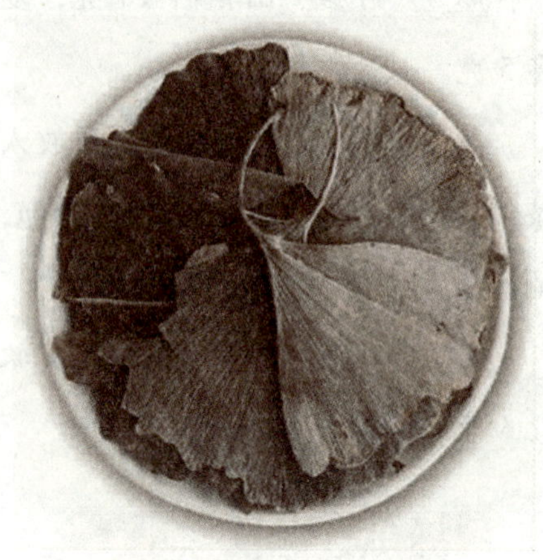

复方山楂茶

原料 山楂片60克，大枣15枚，红糖20克。

制用法 ❶将山楂片与大枣洗净，同入茶包中。

❷用沸水冲泡2次，每次10分钟，取汁，调入红糖，拌匀即成。每日早晚分饮。

功效 行气消积，活血祛瘀。适用于冠心病等。脾胃虚弱者慎服。

橘皮枳实茶

原料 橘皮30克，枳实、生姜各10克。

制用法 ❶将以上3味药材制为粗末，用细纱布包好，放入杯中。

❷用沸水冲沏，代茶饮。每日1剂。

功效 理气燥湿，消痞散结。适用于气滞血瘀，心络受阻型冠心病。

山楂益母茶

原料 山楂30克，益母草10克，茶叶5克。

制用法 将以上3味药材混合，装入茶包袋中，用沸水冲泡，代茶饮。

功效 清热化痰，活血降脂。用于冠心病、高脂血症的辅助治疗。

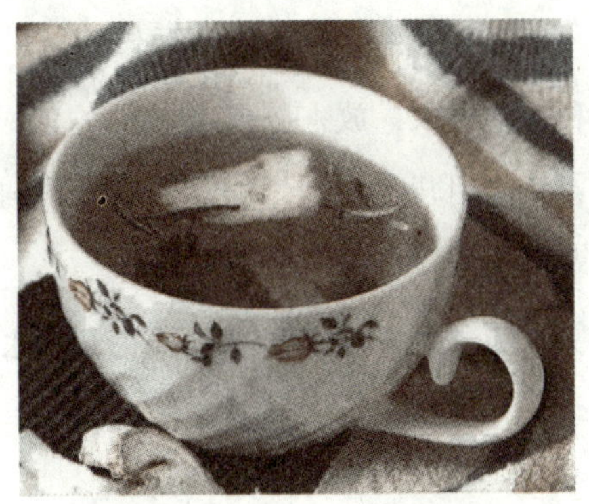

红花檀香茶

原料 红花5克，白檀香3克。

制用法 ❶将红花、白檀香放入茶包袋中，置于茶壶内，用沸水冲泡。

❷代茶频饮，一般可冲泡3～5次，宜当天饮完。

功效 活血行气，化瘀宣痹。适用于气滞血瘀型冠心病及心肌梗死（缓解期），如胸部疼痛偶然小发作，心悸乏力，胸闷气短，舌质紫暗，或有瘀斑。孕妇忌服。溃疡病人及出血性疾病患者慎用。

茯苓半夏茶

原料 茯苓、姜半夏各12克，橘红、薤白各6克。

制用法 ❶将以上4味制为粗末，放入茶包袋中。

❷用白开水冲泡20分钟，取汁，代茶饮用。每日1剂。

功效 燥湿化痰，消痞散结。适用于脾虚聚痰阻遏心络型冠心病。

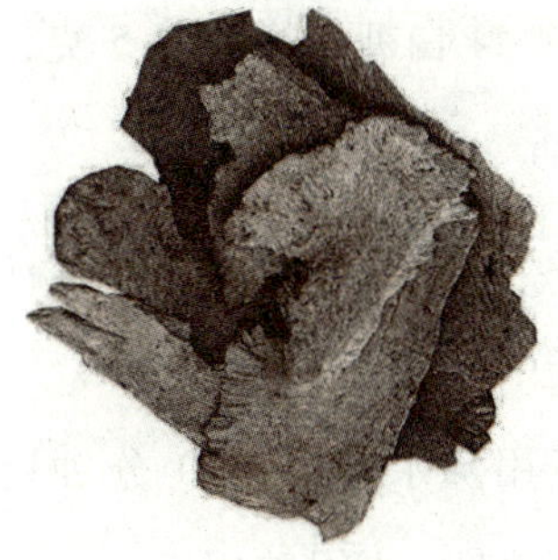

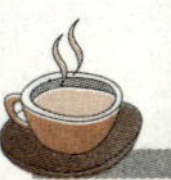

胃 痛

胃痛又称“胃脘痛”。是指上腹部近心窝处发生疼痛的病症，常包括现代医学中急慢性胃炎、消化性溃疡、胃神经官能症、胃下垂等疾病。胃痛的原因很多，有因胃气虚弱，不易消磨食物而引起；有因饮食不当或着凉或精神因素而引起等等。临床上应根据不同症状，给予不同的治疗。

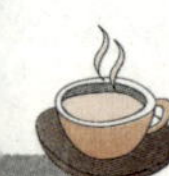

红糖蜂蜜茶

原料 红茶 10 克，红糖及蜂蜜各适量。

制用法 ❶将红茶、红糖放入茶包袋中，用沸水冲泡 5 分钟即成。

❷每日 1 剂，多次服饮。

功效 解表、温中、止呕。适用于胃痛。

白糖蜂蜜茶

原料 白糖、蜂蜜各 5 克，茶叶 25 克。

制用法 ❶白糖、茶叶混合放入茶包袋中。

❷用沸水冲泡，10 分钟后，调入蜂蜜适量，即可饮用。

功效 和胃，止痛。适用于胃及十二指肠溃疡。

雷丸盐茶

原料 茶叶 15 克，精盐 3 克，糖块、三棱、雷丸各 9 克。

制用法 ❶将糖块、三棱、茶叶和雷丸研末，放入茶包袋中。

❷用开水冲泡，加盐，混合均匀即可饮用。每次服 9 克。

功效 辅助治疗消化不良、积胀等症。

莱菔子茶

原料 莱菔子 9 克。

制用法 ❶将莱菔子洗净炒香，放入茶包袋中。

❷置于茶壶，加沸水浸泡取汁，可调入适量白糖。代茶饮用。

功效 消食化积，降气除胀，化痰平喘。

丹参生姜茶

原料 丹参15克，生姜6克。

制用法 ❶将上2味制为粗末，用细纱布包好。

❷放入保温杯中，冲入沸水，加盖保浸30分钟。代茶饮用，每日1剂。

功效 活血祛瘀，和胃止痛。适用于气滞血瘀型胃痛。

麦芽山楂茶

原料 炒麦芽20克，山楂片15克，白糖10克。

制用法 ❶将上3味混合，装入茶包袋中。

❷放入杯中，用沸水冲沏，代茶饮用。每日1剂。

功效 消积化食，行气导滞。适用于食滞内停型胃痛。

术曲消积茶

原料 炒白术、神曲、枳实各10克。

制用法 ❶将炒白术切成片，神曲、枳实砸碎，同放入茶包袋中，置于茶壶，加适量沸水，盖闷20分钟。

❷也可用水煎煮，取汁。代茶温饮，每日2~3次。

功效 健脾消积，理气和中。阴虚内热者或津亏燥渴者不宜。

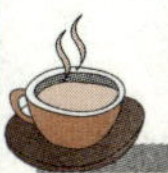

橘叶茶

原料 橘叶15克。

制用法 将橘叶放入茶包袋中，用沸水冲沏，代茶饮用。每日1~2剂。

功效 舒肝解郁，行气散结。适用于肝气犯胃型胃痛。

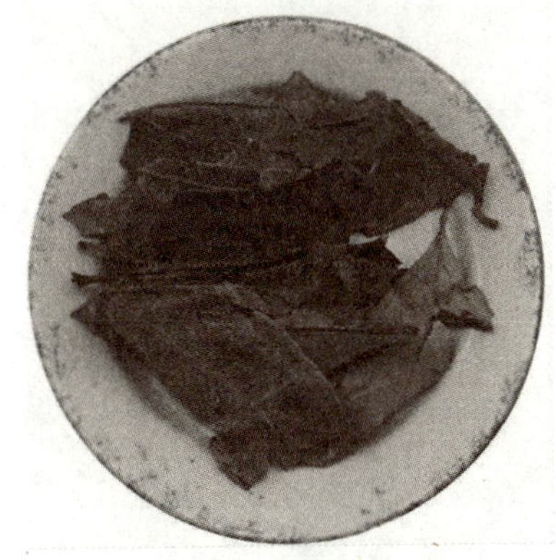

高良姜黄精茶

原料 高良姜、黄精各12克。

制用法 将上2味制为粗末，用细纱布包好，放入保温杯中，冲入沸水，加盖温浸30分钟，代茶饮用。每日1剂。

功效 补脾暖胃，温中散寒。适用于脾胃虚寒型胃痛。

太子参甘草茶

原料 太子参、乌梅各15克，甘草3克。

制用法 将太子参、乌梅、甘草洗净，一同放入茶包袋中，置于茶壶，加沸水冲泡，加盖闷15分钟即成。代茶饮用。

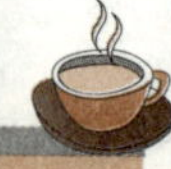

功效 清热解毒，补气生津，健胃养脾。表实邪盛者不宜用。

丁香柿蒂茶

原料 丁香5克，柿蒂9克，党参、生姜各10克。

制用法 将上4味洗净，放入茶包袋中，用沸水冲泡，去渣取液。代茶饮用。

功效 益气止呕、生津暖胃。热病及阴虚内热者忌服。

菊花茶

原料 红茶、菊花各3～5克。

制用法 将红茶、菊花放入茶包袋中，用沸水冲泡，当茶服饮。

功效 具有温中理气和胃的作用。适用于胃寒疼痛。

饮茶小常识

日常茶饮宜忌

我们都知道，喝茶对人的身体有好处。然而，如果不能够正确喝茶，那么就将导致身体出现健康隐患。为了避免出现问题，我们就要知道一些关于日常喝茶的禁忌。

1. 饮食禁忌：根据中医文献记载，在服用药茶的时候，有些食物要忌服，这样才能保证药效的良好吸收。比如喝何首乌茶时，不能配萝卜、葱、蒜。喝治疗感冒伤风或调理脾胃的药茶时，不能吃生冷、油腻、酸涩、腥臭以及不容易消化的食物。对于皮肤过敏性体质的人在喝药茶时，不能够吃羊肉或虾、蟹等食材。饮用补益药茶，比如人参茶的时候，也不宜吃萝卜。除此之外，过敏或虚寒体质的人要是喝太多凉茶的话，体质会变得更加虚寒。

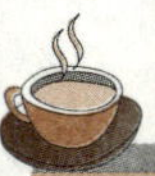

2. 发霉的药材和药茶忌用：由于发霉的药材和药茶具有毒素，中毒者，轻则引起头晕、腹痛、腹泻，严重者可能会致癌，因此，发霉的药材和药茶是不能用的。

3. 药茶禁忌：病情轻的慢性患者，在饮用药茶的时候，要采用少量频服的方式。而病重患者，则要按一定的剂量服用，一天约2～3剂。

4. 饮茶时间要注意：吃饭前不能饮茶，因为这样会妨碍消化与营养吸收，因此，吃饭前30分钟最好不要喝茶。吃饭时假如食用含丰富磷、钙的海鲜，那么，餐后最好不要喝茶。因为这样会将茶中的草酸和钙累积于体内，长期下来会产生结石。因此，一定要在饭后15分钟再饮用。

5. 忌喝烫茶：过烫的茶水容易刺激咽喉、食道及胃，这会导致胃壁受损，因此，饮茶的温度宜以50℃为佳。

6. **喝茶不可过多过浓：**茶汤宜淡不宜浓，如果茶太浓就容易出现头痛、失眠、头晕的症状。除此之外，酒后也不要用浓茶来解酒，原因是浓茶如酒精一般，对心血管有强烈刺激与兴奋心脏的作用。另外，较浓的茶里含有大量的单宁酸，这种物质可以引起肠胃收缩，对老年人的健康有害，同时，患有肾脏功能低下、神经衰弱的人也不宜饮用。更不能配西药服用，原因是西药会使茶中的物质与西药产生化学变化，从而引起药物副作用。

7. **忌空腹喝茶：**空腹喝茶对身体不好，主要是因为这样会刺激胃液大量分泌，从而引起恶心、呕吐的现象，造成胃酸过多。

8. **忌饮隔夜茶：**隔夜茶因时间过久维生素大多已丧失，而且如果容器密封不好会导致毒虫落入或者爬过，而汤中蛋白质、糖类等成为细菌、霉菌繁殖的养料，故不宜饮用。

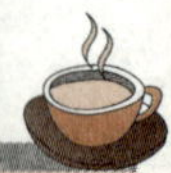

哪些人喝茶要谨慎

1. **孕妇：**孕妇喝茶对身体有害，严重的话，可能会导致妊娠中毒症，而且会加重心、肾脏的负担，因此，太浓、具有行气活血功效的茶都不宜喝。乳香、干姜、肉桂、百里香、玫瑰、洋甘菊、香蜂草等茶材，会有通经活血的功效，因此，也不适合怀孕期间服用。

2. **儿童：**茶中含有茶碱、咖啡碱与可可碱；这几种物质会让孩子产生失眠、兴奋、心跳加快的现象，对孩子的成长有害。如果饮用过量，还会造成维生素 B_1 的缺乏，因此，儿童的饮茶量不要超过 500 毫升，最好喝淡茶。

3. **失眠患者：**茶中含有咖啡因和芳香物质，这些物质能够起到兴奋的作用，所以，失眠患者最好不要饮用茶，尤其是浓茶。

4. **痛风患者：**茶中含有的鞣酸会加重痛风患者的症状，因此，痛风患者应避免饮茶。

5. **高血压和心脏病患者：**虽然茶能够舒缓高血压病人的头痛症状，但是在饮用时会促使心跳加快、血压上升，因此，高血压与心脏病患者也要避免喝茶。

6. 贫血患者：茶中的鞣酸会妨碍铁质的吸收，因此，经常喝茶的人铁质吸收量少，但一般人的铁质摄取量通常要多于人体应吸收的量，所以并不会影响造血功能。然而，对需要增加铁质吸收量的贫血患者来说，饮茶会造成铁质吸收阻碍，因此，贫血患者要忌饮茶。除此之外，大量失血后的病人、月经量过多的人都应避免饮茶。

7. 发热症状的患者：由于茶叶中的茶碱成分能够提高人体的体温，这样就会使原本因细菌或病毒感染而产生皮肤血管扩张、大量出汗、容易引起口渴多饮的患者，更加剧发热流汗的现象。另外，茶碱具有利尿的作用，这会使患者所吃的降温解热药物流失，让病人愈喝愈热，因此要忌茶饮。

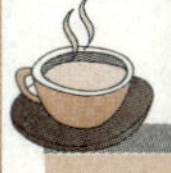

经常喝茶好处多

经常喝茶的好处：

1. 喝茶可以减肥：由于茶叶中含有儿茶素、胆甾烯酮、咖啡碱、肌醇、叶酸、泛酸等多种成分，这些物质在综合作用下能够起到预防和抑制肥胖的功效。

中国的乌龙茶特别受到日本人的喜爱。原因是乌龙茶对分解脂肪的作用较强，能够帮助解除油腻，帮助消化，从而达到减肥的作用。法国巴黎圣东安尼医学系临床主任卡罗比医生研究证实，经常喝云南产的普洱茶，能够降低人体中的三酸甘油脂和胆固醇。法国女性对普洱茶也情有独钟，她们把普洱茶称为“减肥茶”。法国医生曾用普洱茶试验，受试者每人每天饮 3 杯普洱茶，这样坚持 1 个月，结果发现，不少人的体重减轻了，而有一部分人的血脂降低了。由于茶能减肥，因此，茶叶成为“减肥茶”的主要原料。

2. 喝茶可预防蛀牙：饮茶不仅能够减肥，而且用茶漱口、刷牙，还能除口臭，防治龋齿。经常喝茶能够预防蛀牙，原因是茶中含有氟，氟离子与牙齿的钙质有很大的亲和力，最终可以转变为一种较难溶于酸的“氖磷灰石”。喝茶就象给牙齿加上一个保护层，使得牙齿的防酸抗龋能力进一步增强。

3. 茶有预防心血管疾病的作用：饮茶对心血管疾病有非常好的功效，比如能够使高血压、胆固醇降低。对 80 名高血压患者进行临床试验发现，有 30 名患者用绿茶进行 5 天治疗后，大部分患者血压下降，有的恢复到正常。有人对喝茶与冠心病的关系进行了研究，发现不喝茶的人冠心病发生率为 3.1%，偶尔喝茶者患病率为 2.3%，常喝茶者为 1.4%。可见，喝茶对预防冠心病也有很强的功效。

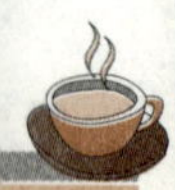

4. 茶叶是肠道疾病的良药：医圣张仲景说：“茶治便脓血甚效”。现代医学发现，茶是肠道疾病的良药。原因是茶中含多酚类物质，这些物质能使蛋白质凝固沉淀。茶多酚与单细胞的细菌结合，可以凝固蛋白质，从而将细菌杀死。比如危害严重的霍乱菌、伤寒杆菌、大肠杆菌等，将它们放在浓茶汤中浸泡几分钟，大部分会失去活动能力。所以，中医和民间常用浓茶来治疗细菌、痢疾、肠炎等肠道疾病。